U0273457

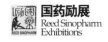
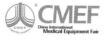

国药励展·大健康系列新知丛书

AI+医疗健康

智能化医疗健康的应用与未来

闵栋◎主编

王豫　徐岩　方林◎编著

机械工业出版社
CHINA MACHINE PRESS

随着新一轮科技革命的到来，人工智能、大数据等技术对医疗健康领域产生了巨大的影响。本书阐述了人工智能如何赋能医疗健康行业，介绍了人工智能在医疗健康领域的主要应用场景，分析了人工智能＋医疗健康的技术体系、产业生态，并从医学影像识别、临床决策支持、基因测序、健康管理、医用机器人、生物医药等几方面深入阐述了人工智能的具体应用。最后从政策标准、技术创新、商业模式、人才资源、法规伦理等角度对中国人工智能＋医疗健康的发展进行了展望。

图书在版编目（CIP）数据

AI＋医疗健康：智能化医疗健康的应用与未来／闵栋主编；王豫，徐岩，方林编著. —北京：机械工业出版社，2018.10
ISBN 978－7－111－61168－4

Ⅰ.①A… Ⅱ.①闵… ②王… ③徐… ④方… Ⅲ.①人工智能-应用-医疗保健事业-研究-中国 Ⅳ.①R199.2-39

中国版本图书馆 CIP 数据核字（2018）第 232246 号

机械工业出版社（北京市百万庄大街22号　邮政编码100037）
策划编辑：杨　冰　　　责任编辑：杨　冰
责任校对：郭明磊　　　版式设计：张文贵
责任印制：张　博
三河市宏达印刷有限公司印刷
2018 年 10 月第 1 版·第 1 次印刷
145mm×210mm·5.875 印张·3 插页·102 千字
标准书号：ISBN 978－7－111－61168－4
定价：50.00 元

丛书编委会

总　　　编　胡昆坪

执 行 总 编　李　超

编委会成员　（以姓氏拼音为序）

蔡江南　曹　健　陈　钢　陈　一　戴广宇

丁传军　丁海荣　方　林　官成宇　姜天骄

李　健　李建业　李厦戎　刘　夏　闫　栋

施　洵　隋　斌　王　豫　王志刚　武治印

徐　岩　杨　冰　张明群　钟　蕾　周　晋

周　泾

本书编写组

主　　　编　闫　栋

编 写 人 员　（排名不分先后）

闫　栋　王　豫　徐　岩　方　林

张明群　李建业　周　晋　罗奇斌

赵阳光　许　珊　寇家华　陈　梁

丛书序

我国的大健康产业正迎来前所未有的发展机遇，这不仅得益于党中央、国务院以及各级政府管理部门的坚定支持，也受益于广大人民对健康和美好生活的强烈向往和需求。作为专注于医药医疗大健康领域的展览和会议组织者，国药励展公司在过去17年的发展历程中，随着时代的节拍，通过不断完善自身的平台建设，发展范围从原有的医药医疗领域延伸至食品、体育、化妆品等大健康领域。

我们有幸亲历了我国大健康产业波澜壮阔的发展历程，同时也见证了贯穿大健康产业链的创新力量，立足于产业前沿，持续引领推动产业科技的进步与高质量发展。我们也欣喜地看到，越来越多的机构和有识之士投身到我国的大健康事业建设中来，作为"世界媒体500强"之一的机械工业出版社，与我们一起合作打造开放式产业研究平台，通过整合产业专家的智库资源，进行系统的选题研究和图书出版，使产业专家们能"观"能"执"的智慧分享进一步突破时空的限制，为人类健康的共同事业、为以"健康梦"托起"中国梦"的实现积极献力。

"国药励展·大健康系列新知丛书"是我们与机械工业出版社共同打造的第一套专业丛书，汇聚了双方共同组建的"大健康产业专家委员会"中众多专家学者的真知灼见，相信能为国内大健康产业的企业经营者、创业者、市场及产业研究者、投资者给予启迪和参考。

"国药励展·大健康系列新知丛书"丛书首辑将在第80届中国国际医疗器械博览会（CMEF）上推出，共计五本，分别是《精准医疗》《重构大健康》《医疗投资》《医疗＋保险》《AI＋医疗健康》。这套丛书首辑的出版仅仅是双方合作计划的开始，未来我们每年还将依据产业发展的热点与变革，持续出版该系列丛书的后续分册，从前沿新知到实践探索，出版更多优秀的图书，助推医疗产业的技术发展与科技创新。

择善固执，莫忘初衷。在此，谨以此丛书的出版，为赋能健康产业的高质高效发展、也为助力"健康中国"的实现略致绵薄之力。

国药励展董事总经理

胡昆坪

前　言

　　随着数据资源、计算能力、算法模型等基础条件的日臻成熟，人工智能成了传统行业变革发展的重要力量。近年来，人工智能技术开始应用于医疗健康的多个领域，包括医学影像辅助诊断、临床决策支持、基因测序、智能健康管理、医用机器人、新药研发等，能够帮助医生有效减少误诊漏诊，极大提高了诊断效率，提升了基层医疗服务的能力，促进了医疗健康行业的变革发展。

　　无论在中国还是在世界范围内，医疗健康服务能力无法满足人民群众日益增长的服务需求都是医疗健康行业的核心痛点。一方面，由于人口老龄化加剧、慢性病蔓延，带来了医疗健康需求的激增，另一方面，优质医疗资源紧缺且分布不平衡的问题持续存在。而大力推进人工智能＋医疗健康，给予医疗健康行业新的机遇和新的方向，将有效促进医疗健康服务的创新供给和信息资源的开放共享，大幅提升医疗健康服务能力和普惠水平，助力"健康中国"建设。

　　本书围绕人工智能如何赋能医疗健康行业，介绍了人工智能在医疗健康领域的主要应用场景，分析了人工智能＋医疗健康的技术体系、产业生态，并从医学图像辅助诊断、临床决策支持系统、基因测序、智能健康管理、医用机器人、新药研发等方面深入阐述了人工智能的具体应用。最后，本书从政策标准、技术创新、商业模式、人才资源、法规伦理等角度对中国人工智能＋医疗健康的发展进行了展望。

本书编写组

2018 年 10 月

目 录

人工智能赋能医疗健康行业

1.1 人工智能+医疗健康发展背景

人工智能+医疗健康是医药卫生行业与信息通信技术融合创新的产物，将成为医疗健康行业发展与转型升级的重要方向。人口老龄化、医疗资源配置结构性失衡、人工智能技术的快速发展等宏观环境有力推动人工智能+医疗健康迈向广阔的发展空间，并且正处于发展的关键时期。未来，随着人工智能技术的快速发展、新产品开发的加快和企业经营实力与创新能力的不断增强，人工智能+医疗健康将向纵深方向发展。

1.1.1 行业痛点激发新需求

医疗健康是人民群众最根本的民生需求之一。健康服务行业以维护和促进人民群众身心健康为目标，主要包括医疗服务、健康管理与促进、健康保险以及相关服务，涉及药品、医疗器械、保健用品、保健食品、健身产品等支撑产业，覆盖面广，产业链长。医疗服务行业是指对患者进行诊断、治疗、防疫、接生、计划生育方面的服务，以及与之相关的提供药品、医疗用具、病房住宿和伙食等业务，是健康服务业的重要组成部分。当前，我国医疗健康行业的核心痛点在于医疗健康服务能力无法满足人民群众日益增长的服务需求。

在需求侧方面，医疗健康服务需求持续快速增长。一是人口老龄化加速。国际上通常的看法是，当一个国家或地区60岁及以上老年人口占人口总数的10%，或65岁及以上老年人口占人口总数的7%，就意味着这个国家或地区进入老龄化社会。根据世界银行统计数据显示，我国2002年65岁及以上人口占比7.01%，已进入老龄化社会，2010年进入深度老龄化阶段，即65岁及以上人口超过总人口14%。预计2035年后，我国将和英国等欧洲国家一起进入超级老龄化社会，即65岁及以上人口超过总人口的20%。二是慢性病蔓延，亚健康常态化。心脏病、高血压、糖尿病等慢性病呈每年递增态势，据国家卫生健康委员会最新统计数据显示，我国现有慢性病患者已经超过2.6亿，由慢性病导致的疾病负担占到总疾病负担的近70%，慢性病导致的死亡人数占到了所有人数死亡人数的85%左右。

在供给侧方面，一是医疗资源总量不足。我国医疗资源总量匮乏而人口众多，形成巨大资源缺口。据世界银行最新数据统计，我国每千人口医生和护士数量均为1.9人，低于同等收入水平的国家，与高收入国家差距更大（每千人口医生数量低1人、护士数量低6.7人）。《2016中国卫生和计划生育统计年鉴》显示，全国有超过76亿人次进行门诊寻医，人均就诊5.6次，包括各类医院、基础保健机构等。二是资源不均。优质的医疗资源向大城市倾斜，据《2015中国卫生和计划生育统计年鉴》数据显示，我国46%的三甲医院位于东部地区，西部地区的三甲医院数量仅占23%。《中国医院竞争力报告(2016)》显示，我国优质医院集中于东部沿海，顶级医院集中在北京、上海和广州，其中北京以17家的保有量居首位。大量患者涌入一线城市求医问诊，核心医院人满为患、医生超负荷工作，加大了医患紧张关系。三是供需失衡。医疗资源向综合型医院集中，供需矛盾不断激化。原本定位于"收治急危病症、疑难杂症和人才培养"的大医院却大小疾病皆收，而普通医院及基层医疗机构却有大量资源被闲置浪费。数据显示，只有8%的患者首诊会选择社区医院，53%的患者就医首选知名公立医院，43%的患者首诊时会直接选择特需门诊或专家号。据测算，全国有近6成闲置的基层医疗设备和95万张利用不充分的床位资源有待激活，优质医疗机构和非核心医疗机构供需不均衡的局面还在加剧。

当前形势下，大力推进人工智能＋医疗健康，给予医疗健康行业新的机遇和新的方向，人工智能的应用将有效促进医疗健康服务的创新供给和信息资源的开放共享，大幅提升医疗健康服务能力和普惠水平。

1.1.2 技术突破提供新手段

人工智能的概念虽然在 20 世纪已经出现，但由于彼时软硬件条件不成熟，数据资源短缺，人工智能并未得到广泛的应用。如今，随着计算能力、算法模型、数据资源等基础技术条件的日渐成熟，人工智能开始应用在各个领域。

在计算能力方面，图形处理器（GPU）显著提升了计算性能，拥有远超中央处理器（CPU）的并行计算能力。由于处理器的计算方式不同，CPU 擅长处理面向操作系统和应用程序的通用计算任务，而 GPU 擅长完成与显示相关的数据处理。CPU 计算使用基于 X86 指令集的串行架构，适合快速完成计算任务。GPU 拥有多内核处理并行计算，适合处理 3D 图像中上百万的图像像素。此外，现场可编程的陈列（FPGA Field Programmable Gate Array）也在越来越多地应用在 AI 领域。FPGA 是在 PAL、GAL、CPLD 等可编程逻辑器件的基础上进一步发展的产物。它是作为专用集成电路领域中的一种半定制电路而出现的，既解决了全定制电路的不足，又克服了原有可编程逻辑器件门电路

数有限的缺点。一方面，FPGA 是可编程重构的硬件，相比 GPU
有更强大的可调控能力；另一方面，与日增长的门电路资源和
内存带宽使得它有更大的设计空间。由于深层神经网络包含多
个隐藏层，大量神经元之间的联系计算具有高并行性的特点，
具备支撑大规模并行计算的 FPGA 和 GPU 架构已成为了现阶段
深度学习的主流硬件平台。FPGA 和 GPU 架构能够根据应用的
特点定制计算和存储的结构，方便算法进行微调和优化，实现
硬件与算法的最佳匹配，获得较高的性能功耗比。

在算法模型方面，深度学习是当前研究和应用的热点算
法，也是人工智能的重要领域。深度学习通过构建多隐层模型
和学习海量训练数据，可以获取到数据有用的特征。通过数据
挖掘进行海量数据处理，自动学习数据特征，尤其适用于包含
少量未标识数据的大数据集。深度学习采用层次网络结构进行
逐层特征变换，将样本的特征表示变换到一个新的特征空间，
从而使分类或预测更加容易。深度学习驱动图像识别精度大幅
度提升。2012 年，深度学习模型首次被应用在图像识别大赛
（ImageNet），将错误率降至 16.4%，一举夺冠。2015 年，微
软公司通过 152 层的深度网络，将图像识别错误率降至
3.57%，而人眼的辨识错误率约在 5.1%，深度学习模型的识
别能力已经超过了人眼。自 Hinton 提出 DBN（深度置信网络）
以来，深度学习的发展经历了一个快速迭代的周期，其中卷积

神经网络（CNN，Convolutional Neural Network）目前已成为图像识别领域应用最广泛的算法模型。在利用卷积神经网络（CNN）进行图像理解的过程中，图像以像素矩阵形式作为原始输入，第一层神经网络的学习功能通常是检测特定方向和形状的边缘存在与否，以及这些边缘在图像中的位置；第二层往往会检测多种边缘的特定布局，同时忽略边缘位置的微小变化；第三层可以把特定的边缘布局组合成为实际物体的某个部分；后续的层次将会通过全连接层来把这些部分组合起来，实现物体的识别。目前，CNN 已广泛应用于医疗健康行业特别是医疗影像辅助诊断，用以实现病变检测和特定疾病的早期筛查。

在数据资源方面，医疗和健康养老数据产生的场景较多，主要可以分为四大类：一是医疗机构数据。医疗机构每年都会产生海量的数据，一般医疗机构每年会产生 1～20TB 的相关数据，个别大规模医院的年医疗数据甚至达到了 PB 级别。从数据种类上来看，医疗机构数据不仅涉及服务结算数据、行政管理数据，还涉及大量复杂的门诊数据，包括门诊记录、住院记录、影像学记录、用药记录、手术记录、医保数据等；二是基因及临床试验数据。大量基因数据、临床试验数据的积累促进人类对疾病与基因之间映射关系的认识加深，针对患者个体的精准医疗和远程医疗成为可能；三是患者数据。患者自身的、在院外的行为和感官产生的数据，主要包括可穿戴设备、各类网上轻医疗平台采集的数据、体征类健康管理数据、网络行为数据（例如挂号问诊、网络购药、健康管理、医患病友交流等）等；四是医保及支付数据。一切与付费方相关的审核/报销记录，主要包括患者的支付记录、报销记录、医药流通记录等。各种医疗健康数据的互通共享形成了个人完整生命周期的医疗健康大数据，为人工智能技术在医疗健康行业的应用提供了有力的支撑。

1.1.3 政策出台营造新环境

近年来，人工智能在全球范围内的关注度日渐升高，发展速度迅猛，已经成为世界各国的战略布局重点。中国、美国、日本、英国等国家和欧盟陆续出台了与人工智能有关的战略、政策和计划，来应对当前白热化的人工智能浪潮。美国于2016年发布了《为人工智能的未来做好准备》《国家人工智能研究与发展策略计划》和《人工智能、自动化与经济报告》3大报告，人工智能在美国国家发展中的战略地位正不断提升。在欧盟，2013年提出了人脑计划，项目为期10年，经费高达12亿欧元。人脑计划某种程度上决定着计算机技术的发展方向，为物联网和人工智能领域带来更多的可能性，对欧盟的经济和社会产生巨大影响。

近年来，中国各相关政府部门陆续颁布了多项政策，从人才培养、技术创新、标准监管、行业融合、产品落地等方面做出了相关指导。2016 年，国务院办公厅发布了《国务院办公厅关于促进和规范健康医疗大数据应用发展的指导意见》，明确指出"支持研发健康医疗相关的人工智能技术、生物三维（3D）打印技术、医用机器人、大型医疗设备、健康和康复辅助器械、可穿戴设备以及相关微型传感器件"。2016 年，国家发展改革委、科技部、工业和信息化部、中央网信办联合发布《"互联网＋"人工智能三年行动实施方案》，明确指出"支持在制造、教育、环境、交通、商业、健康医疗、网络安全、社会治理等重要领域开展人工智能应用试点示范"。2017 年，工业和信息化部发布《促进新一代人工智能产业发展三年行动计划（2018 - 2020 年)》，指出重点发展"医疗影像辅助诊断系统。推动医学影像数据采集标准化与规范化，支持脑、肺、眼、骨、心脑血管、乳腺等典型疾病领域的医学影像辅助诊断技术研发，加快医疗影像辅助诊断系统的产品化及临床辅助应用。"

1.2 人工智能＋医疗健康能做什么

1.2.1 医疗健康信息化的技术进化史

医疗健康信息化的技术进化史可以分为三个阶段

（见图 1 - 1）。第一个阶段是医疗信息化阶段，通过计算机、宽带网络等技术实现医院信息共享和区域医疗信息共享；第二个阶段是互联网医疗阶段，借助可穿戴设备、4G 网络、云计算、大数据等技术，实现以在线导流、问诊为主要模式的互联网医疗以及医院内部融合医保的全流程移动；第三个阶段是智能医疗阶段，人工智能技术全面融入医疗健康全环节，借助医疗机器人、虚拟现实、增强现实、5G 网络、人工智能等技术，实现人工智能辅助诊断、远程手术等业务模式，实现医疗健康全流程智能化。当前，医疗信息化正处在从互联网医疗向智能医疗过渡的阶段，智能医疗时代的曙光已经到来。

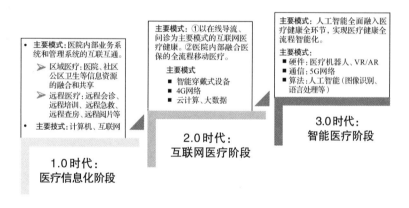

图 1 - 1　医疗健康信息化的技术进化史

在智能医疗阶段，人工智能技术融入诊前、诊中、诊后的医疗健康全流程：在诊前阶段，主要应用于疾病预防与健康管理；在诊中阶段，主要应用于辅助诊断、临床辅助决策、辅助治疗等；在诊后阶段，主要应用于康复辅助等。同时，人工智能技术也与生物医药智能制造深度结合，应用于生物医药增材制造（3D 打印）、医用设备全生命周期管理、药物研发等领域。

1.2.2 诊前：疾病预防与健康管理

多数疾病都是可以预防的，但是由于疾病通常在发病前期表征并不明显，到病况加重之际才会被发现。虽然医生可以借助工具进行疾病辅助预测，但人体的复杂性、疾病的多样性会影响预测的准确程度。人工智能技术与医疗健康可穿戴设备的结合可以支撑慢性病与健康管理，实现疾病的风险预测和实际干预。通过收集和分析数据，医生可以更好地判断病人病情，可实现计算机远程监护，对慢性病进行管理。通过对远程监控系统产生的数据的分析，可以帮助患者寻找病因，发现潜在风险，实现预防病和早期治疗。例如心血管疾病，在发病之前，都伴随高脂血症、肥胖、高血压、糖尿病等症状，如果能及时检测到相关症状并改变不良生活习惯（比如减肥、戒烟），就可以达到很好地控制心血管疾病的目的。同时，许多疾病在彻底康复之前会出现情况反复，患者出院再入院的情况普遍存在，通过可穿戴智能医疗设备可以持续跟踪患者的后续情况，医生可以动态评估药物的疗效，及时跟踪患者的康复进展情况，发现潜在的风险因素。

1.2.3 诊前：基因测序

基因测序是一种新型基因检测技术，它通过分析测定基因序列，可用于临床的遗传病诊断、产前筛查、罹患肿瘤预测与治疗等领域。单个人类基因组拥有 30 亿个碱基对，编码约 2.3 万个含有功能性的基因，基因检测就是通过解码从海量数据中挖掘有效信息。目前高通量测序技术的运算主要为解码和记录，较难以实现基因解读，所以从基因序列中挖掘出的有效信息十分有限。大数据与人工智能技术的介入可突破目前的瓶颈。通过建立初始数学模型，将健康人的全基因组序列和 RNA 序列导入模型进行训练，让模型学习到健康人的 RNA 剪切模式。之后通过其他分子生物学方法对训练后的模型进行修正，最后对照病例数据检验模型的准确性。

1.2.4 诊中：医学影像辅助诊断

医疗影像数据是医疗数据的重要组成部分，从数量上看超过 90% 以上的医疗数据都是影像数据，从产生数据的设备来看包括 CT、X 光、MRI、PET 等医疗影像数据，但是对医学影像的诊断主要依赖于人工的主观分析。人工分析只能凭借经验去判断，容易发生误判。据中华医学会数据资料显示，中国临床医疗每年的误诊人数约为 5700 万人，总误诊率为 27.8%，器官异位误诊率为 60%，恶性肿瘤平均误诊率为 40%。对于放射科医生而言，患者拍片过程会产生几百甚至几千张片子，繁重的任务量加之疲劳的工作状态，容易导致漏诊；对于病理医生而言，依靠经验从众多细胞中找到癌变细胞难度较大，误诊现象时有发生。

人工智能技术与医疗影像数据的结合有望缓解此类问题。医学影像辅助诊断应用主要指通过计算机视觉技术对医疗影像进行快速读片和智能诊断。人工智能在医学影像中的应用主要分为两部分：一是感知数据，即通过图像识别技术对医学影像进行分析，获取有效信息；二是数据学习、训练环节，通过深度学习海量的影像数据和临床诊断数据，不断对模型进行训练，促使其掌握诊断能力。目前，大数据及人工智能技术与医疗影像诊断的结合场景包括肺癌检查、糖网眼底检查、食管癌检查以及部分疾病的核医学检查和病理检查等。

1.2.5 诊中：临床辅助决策

临床中遇到的疑难杂症，有时即便专家也缺乏经验，做出正确的诊断和治疗更加困难。临床决策支持系统可以通过海量文献的学习和不断的错误修正，给出最准确的诊断和最佳治疗。大数据分析技术将使临床决策支持系统更智能，这得益于对非结构化数据的分析能力的日益加强。比如挖掘医疗文献数据建立医疗专家数据库，从而给医生提出诊疗建议。此外，临床决策支持系统还可以使医疗流程中大部分的工作流向护理人员和助理医生，使医生从耗时过长的简单咨询工作中解脱出来，从而提高治疗效率。以 IBM Watson 为代表的临床决策系统在开发之初只是用来进行分诊的工作。而如今，通过建立医疗文献及专家数据库，Watson 已经可以依据与疗效相关的临床、病理及基因等特征，为医生提出规范化临床路径及个体化治疗建议，不仅可以提高医生的工作效率和诊疗质量，还可以减少不良反应和治疗差错。在美国 Metropolitan 儿科重症病房的研究中，临床决策支持系统就避免了 40% 的药品不良反应事件。世界各地的很多医疗机构（如英国的 NICE，德国 IQWiG 等）已经开始了比较效果研究（CER）项目并取得了初步成功。

1.2.6 诊中：医用机器人

近年来，机器人不仅用于工业领域，在医疗系统也已得到推广应用。目前，医用机器人主要包括外科手术机器人、康复机器人、护理机器人、配药机器人等。其中，外科手术机器人是目前应用范围最广且最具前景的医用机器人。结合高精度空间定位能力、快速计算能力、3D 数字化医疗影像技术，外科手术机器人能够克服传统外科手术中精确度差、手术时间过长、医生疲劳、缺乏三维精度视野等问题，已经在普外科（胃部分切除术、阑尾切除术、胃造口术、乳房切除术等）、肝胆外科（胆囊切除术、肝门空肠吻合术、胆总管造口术等）、妇产科（子宫切除术、卵巢错位、子宫肌瘤切除术等）、泌尿外科（前列腺切除术、肾切除术、输尿管成形术等）、胸心外科等领域广泛应用。目前，应用最广泛的 da Vinci 手术机器人已经在全球销售 3000 多台，医用机器人手术数量从 2005 年的 2.5 万例增加到 2016 年的 65 万例。

1.2.7 诊后：康复辅助

康复辅助器具是指改善、补偿、替代人体功能和辅助性治疗以及预防残疾的产品，包括矫形器、假肢、个人移动辅助器具、外骨骼康复机器人等，适用人群主要包括残疾人、老年人、伤病人等。康复辅助器具结合虚拟现实/增强现实、柔性控制、多信息融合、运动信息解码、外部环境感知等人工智能新技术，将极大推动智能假肢、智能矫形器、外固定矫正系统、新型电子喉、智能护理机器人、外骨骼助行机器人、智能喂食系统、多模态康复轮椅、智能康复机器人、虚拟现实康复系统、肢体协调动作系统、智能体外精准反搏等新型康复辅具发展。

1.2.8 生物医药

药物研发需要经历靶点筛选、药物挖掘、临床试验、药物优化等阶段。利用传统手段研发药物需要进行大量的模拟测试，导致药物研发过程周期长、成本高。制药公司平均成功研发一款新药需要 10 亿美元及 10 年左右的时间。目前业界已尝试利用人工智能开发虚拟筛选技术，发现靶点、筛选药物，以取代或增强传统的高通量筛选（HTS）过程，提高潜在药物的筛选速度和成功率。通过机器学习和自然语言处理技术可以分析医学文献、论文、专利、基因组数据中的信息，从中找出相应的候选药物，并筛选出针对特定疾病有效的化合物，从而大幅缩减研发时间与成本。

1.3 人工智能＋医疗健康技术产业体系

1.3.1 人工智能＋医疗健康技术体系

人工智能＋医疗健康技术可以分为基础层和关键技术层。基础层以计算能力、数据资源、算法模型支撑人工智能＋医疗健康深度发展，其中：计算能力包括云计算及 AI 芯片（GPU、FPGA、ASIC、类脑芯片）等，负责运算；数据资源包括各种来源的医疗和健康养老数据，用于人工智能的训练学习；算法模型主要包括深度学习等算法，用于支撑各种人工智能＋医疗健康应用。关键技术层主要可以分为感知环节、思考环节和行动环节（见图 1－2）。

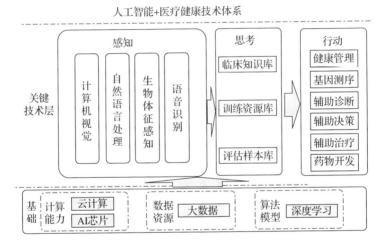

图 1－2　人工智能＋医疗健康技术体系

感知环节主要包括计算机视觉、自然语言处理、生物体征感知等关键技术。计算机视觉是使用计算机模仿人类视觉系统的科学，让计算机拥有类似人类的提取、处理、理解和分析图像以及图像序列的能力，在医学影像识别、病理辅助诊断、心电辅助诊断等方面具有广泛应用；自然语言处理是计算机科学领域与人工智能领域中的一个重要方向，研究能实现人与计算机之间用自然语言进行有效通信的各种理论和方法，涉及的领域较多，主要包括机器翻译、机器阅读理解和问答系统等，主要应用于智能分诊、智能导诊、虚拟助手等领域的患者信息采集分析；生物体征感知技术是指通过个体生理特征或行为特征对个体身份进行识别认证的技术，生物体征感知技术涉及的内容十分广泛，主要应用于健康医疗可穿戴设备、慢性病管理、疾病预测等领域。

思考环节是使计算机具备足够的计算能力模拟人的某些思维过程和行为对分析收集来的数据信息做出判断，即对感知的信息进行自我学习、信息检索、逻辑判断、决策。临床知识库、训练资源库等是思考环节的核心，通过引导医疗机构合理开放行业数据，整合医学文献资料、医学影像、数字病理等数据，构建医疗人工智能训练资源库和标准测试数据集，为人工智能＋医疗健康产品提供算法训练、产品优化、标准验证、测试认证等支撑。

行动环节是将前期处理和判断的结果转译为肢体运动与媒介信息传输给人机交互界面或外部设备，实现人机、机物的信息交流和物理互动。行动环节是人工智能最直观的表现形式，其表达能力展现了系统整体的智能水平，在医疗健康领域具体

体现为健康管理、辅助诊断、辅助手术、辅助康复等。行动环
节与机械技术、控制技术、感知技术等密切相关。

1.3.2　人工智能+医疗健康产业生态

人工智能+医疗健康产业生态总体可以分为三部分，包括
传统医疗卫生行业生态、人工智能+医疗健康服务生态、人工
智能+医疗健康技术产品生态（见图1-3）。

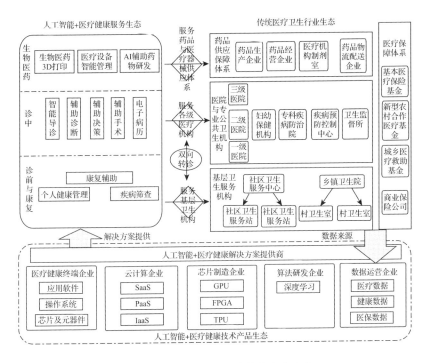

图1-3　人工智能+医疗健康产业生态

传统医疗卫生行业是人工智能＋医疗健康的需求方和使用方，同时也是医疗健康数据的主要提供方，主要包括医疗机构、基层卫生服务机构、医疗健康保险机构、生物医药企业等相关主体。一方面，医疗卫生行业的需求和痛点引领人工智能＋医疗健康的服务发展和技术产品创新；另一方面，医疗卫生行业数据也是人工智能＋医疗健康企业进行技术产品创新的基础。

人工智能＋医疗健康服务生态主要包括各类人工智能服务提供商，例如医学影像辅助诊断、病理辅助诊断、临床决策支持、智能健康管理、新药研发等，能够帮助医生有效减少误诊、漏诊，极大提高诊断效率，提升基层医疗服务能力，提高新药研发速度，促进医疗健康行业的变革与发展。

人工智能＋医疗健康技术产品生态主要包括医疗健康终端企业、云计算企业、芯片制造企业、算法研发企业、数据运营企业、解决方案提供商等，其中解决方案提供商是技术产品生态的核心。解决方案提供商通过整合人工智能＋医疗健康相关技术、产品、数据，形成可直接交付的解决方案，提供给服务提供商或直接提供给医疗机构、医药企业、医疗保险机构等。

1.3.3 人工智能+医疗健康产业格局

据统计，到 2025 年人工智能应用市场总值将达到 1270 亿美元，其中医疗行业将占市场规模的五分之一。投资方面，根据国外著名咨询机构 IDC 公司发布的报告显示，2017 年全球对人工智能和认知计算领域的投资迅猛增长 60%，达到 125 亿美元，在 2020 年将进一步增加到 460 亿美元。其中，针对人工智能+医疗行业的投资也呈现逐年增长的趋势。2016 年总交易额为 7.48 亿美元，总交易数为 90 起，均达到历史最高值。

国内外科技巨头均重视人工智能技术在医疗领域的布局与应用。IBM 公司在 2006 年启动了 Watson 项目，于 2014 年投资 10 亿美元成立 Watson 事业集团。Watson 是一个通过自然语言处理和机器学习，从非结构化数据中洞察数据规律的技术平台。Watson 将散落在各处的知识片段连接起来，进行推理、分析、对比、归纳、总结和论证，获取深入的洞察以及决策的证据。2015 年，沃森健康（Watson Health）成立，专注于利用认知计算系统为医疗健康行业提供解决方案。Watson 通过和癌症中心合作，对大量临床知识、基因组数据、病历信息、医学文献进行深度学习，建立了基于证据的临床辅助决策支持系统。目前该系统已应用于肿瘤、心血管疾病、糖尿病等领域的诊断和治疗，并于 2016 年进入中国市场，在国内众多医院进行了推广。Watson 在医疗行业的成功应用标志着认知型医疗时代的到来，该解决方案不仅可以提高诊断的准确率和效率，还可以提供个性化的癌症治疗方案。此外，谷歌公司、微软公司等也都纷纷布局人工智能 + 医疗。2014 年谷歌公司收购 DeepMind 公司，后开发了知名的人工智能程序 AlphaGo。在基础技术层面，谷歌公司的开源平台 TensorFlow 是当今应用最广泛的深度学习框架。在医疗健康领域，谷歌公司旗下的 DeepMind Health 和英国国家医疗服务体系 NHS（National Health Service）展开合作，DeepMind Health 可以访问 NHS 的患者数据进行深度学习，训练有关脑部癌症的识别模型。公司微软将人工智能技术用于医疗健康计划"Hanover"，寻找最有效的药物和治疗方案。此外，微软研究院有多个关于医疗健康的研究项目。Biomedical Natural Language Processing 利用机器学习从医学文献和电子病历中挖掘有效信息，结合患者基因信息研发用于辅助医生进行诊疗的推荐决策系统。

国内科技巨头也纷纷开始在医疗人工智能领域布局，各家公司均投入大量资金与资源，但各自的发展重点与发展策略并不相同。例如，阿里健康以云平台为依托，结合自主机器学习平台 PAI2.0 构建了坚实而完善的基础技术支撑。同时，阿里健康与浙江大学医学院附属第一医院、浙江大学医学院附属第二医院、上海交通大学医学院附属新华医院等医院以及第三方医学影像中心建立了合作伙伴关系，重点打造医学影像智能诊断平台，提供三维影像重建、远程智能诊断等服务。此外，阿里云联合英特尔、零氪科技举办了天池医疗 AI 大赛。该大赛面向全球第一高发恶性肿瘤——肺癌，以肺部小结节病变的智能识别、诊断为课题，开展大数据与人工智能技术在肺癌早期影像诊断上的应用探索。腾讯在人工智能领域的布局涵盖基础研究、产品研发、投资与孵化等多个方面。腾讯在 2016 年建立了人工智能实验室 AI Lab，专注于 AI 技术的基础研究和应用探索。2017 年 11 月，在"2017 腾讯全球合作伙伴大会"上腾讯宣布了自己的"AI 生态计划"，旨在开放 AI 技术，并结合资本机构孵化医疗 AI 创业项目。2017 年 4 月，腾讯向碳云智能投资 1.5 亿美元。碳云智能由原华大基因 CEO 王俊牵头组建，致力于建立人工智能的内核模型，并对健康风险进行预警、精准诊疗和个性化医疗。在产品研发方面，腾讯在 2017 年 8 月推出了自己首个应用在医学领域的 AI 产品——腾讯觅影。腾讯觅影把图像识别、深度学习等领先的技术与医学跨界融合，可以辅助医生对食管癌进行筛查，有效提高筛查的准确度，促进了准确治疗。除了食管癌，腾讯觅影未来也将支持早期肺癌、糖尿病性视网膜病变、乳腺癌等病种的早期筛查。

在国际上权威的肺结节检测比赛 LUNA 中，中国企业参赛队伍阿里云 ET 和科大讯飞均取得了优异的成绩。科大讯飞医学影像团队以 92.3% 的召回率刷新了世界纪录。召回率是指成功发现的结节数在样本数据中总节结数的占比。召回率是评测诊断准确率的重要指标，召回率低代表遗漏了患者的关键病灶信息，因此科大讯飞团队采用了多尺度、多模型集成学习的方法显著提升了召回率，同时针对假阳性导致的医生重复检测问题，创新性地使用结节分割和特征图融合的策略进行改善。在诊断效率方面，科大讯飞团队采用 3D CNN 模型来计算特征图，并在特征图上进行检测，并通过预训练大幅提升了检测效率，实现了薄层 CT 的秒级别处理。

医学图像识别，计算机辅助医生"阅片"

2.1 应用场景

2.1.1 发展背景

医学影像是指针对人体或人体某部分，以非侵入方式取得内部组织影像的技术与处理过程。在临床上，超过70%的诊断都依赖于医学影像。随着技术发展，医学影像检查手段逐渐多样化，包括超声、病理、内窥镜、CT（计算机断层成像）、CR（计算机X线摄影）、MRI（磁共振成像）、核素显像、PET-CT（正电子发射计算机断层显像）、DSA（血管造影）等（见图2-1）。

人工智能应用于医学影像，主要是通过深度学习，实现机器对医学影像的分析判断，是协助医生完成诊断、治疗工作的一种辅助工具，帮助医生更快地获取影像信息，进行定性定量分析，提升医生看图/读图的效率，协助发现隐藏病灶。人工智能通过影像分类、目标检测、图像分割、图像检索等方式，完成病灶识别与标注、三维重建、靶区自动勾画与自适应放疗等功能，应用在疾病的筛查、诊断和治疗阶段。

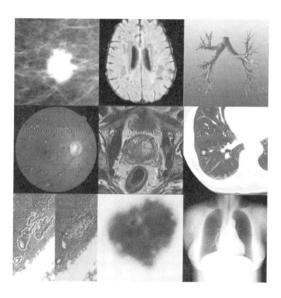

图 2-1   主要医学影像种类

当前，医学影像辅助诊断被认为是人工智能最重要的潜在创新应用之一，主要原因在于：

首先，医学影像医生缺口大。以我国为例，医学影像数据年增长率约为 30%，而放射科医师数量年增长率仅为 4%，影像科医师数量增长远不及影像数据增长，且医师从业需要较长时间的培训和学习，这意味着影像科医师在未来处理影像数据的压力会越来越大，难以承担巨大的负荷。同时，随着分级诊疗政策的推进和基层医疗需求的释放，医学影像数据会更快增长，随之带来的放疗科/病理科医生缺乏的问题将更加严峻。

其次，医学影像诊断误诊率高、效率低。医学影像数据基本全部需要专业人员人工分析，而人工分析的缺点也显而易见：一是大量的脑力劳动和长时间的工作，容易视力疲劳及人为产生视觉误差；二是海量影像信息容易漏诊；三是全凭医生经验去鉴定，缺乏量化的标准，误诊率高，极容易出现不同医生判读结果不一致的情况。据统计，美国每年的误诊人数达到了 1200 万，中国每年误诊人数高达 5700 万。根据中华医学会的一份误诊数据资料显示，中国临床医疗总误诊率为 27.8%，其中恶性肿瘤平均误诊率为 40%，器官异位误诊率为 60%，肝结核、胃结核等肺外结核的平均误诊率也在 40% 以上，这些误诊主要发生在基层医疗机构。

最后，医学影像信息化程度偏低。据中国医院协会信息管理专业委员会出据的数据显示，2015 年我国医院 PACS 系统（医学影像存档与通信系统）建设水平 50%~60%，同时由于我国信息化建设较晚，医学影像数据共享度仍较低。

综上所述，人工智能技术发展加快了医学影像诊断速度，提升了影像诊断的精准度，并给影像科医生的"阅片"方式带来改变，其主要表现在：（1）阅片方式改变。人工智能应用直接实现机器自动对片子进行初筛、判断、病灶勾选等，医生只需要最后负责判断即可。（2）阅片速度改变。人工智能自动快速初筛，并勾选病灶，医生只负责关键部位的复判，为医生节省大量烦琐的初筛过程。时间大为缩短，效率提高。（3）精准度改变。人工智能具备稳定性和全面性双面特点，不受工作时间长短影响，且能够做到片子全域完整观察无遗漏，快速稳定地完成初筛、判断，最后由专业医生对关键部位进行复判。因此，阅片的精准度得到双重保障。

2.1.2　主要应用场景

目前人工智能在医学影像领域的应用方向主要有两类，即图像病例分类、目标或病灶检测分割。

（1）图像病例分类

病例分类主要是对一套典型多张图片进行分析，从而得出相应的病例的分类结果。在这一类问题中，通常存在着相应任务的病例图像数据量较少的问题，这也导致处理该类问题时通常会采用计算机视觉中的迁移学习算法。迁移学习算法大多会使用经过自然图像预训练好的网络模型，通常有把预训练模型作为特征提取器和在预训练模型中对医学图像数据进行微调两种用法。这两种用法都非常有效并且得到了广泛的应用，然而在部分分类问题上，存在着模型难以收敛、准确率不高的情况，甚至精度都无法超越古典的人工分析算法。其根本原因还是由于数据量不够充分，在迁移学习算法过程中出现过拟合现象。但是随着不同深度学习网络算法迭代更新，尤其是美国InceptionV3 网络架构的出现，使得皮肤癌分类检测问题取得了超越人类专家的成绩。模型难以收敛、准确率不高等弊端逐渐得到了解决。

新一代人工智能技术在早期萌发阶段就已经被应用到了医学图像的病例分类中。早在 2013 年日本学者就发表了关于DBNs 网络和 SAEs 网络应用于脑部的核磁共振图像分类。在卷积神经网络（CNNs）普遍应用于计算机视觉之后，图像分类问题的标配便成了卷积神经网络及其各类变种。在 2015 年至 2017 年间 47 篇关于医疗图像病例的文章中，有 36 篇是采用卷积神经网络模型、5 篇是采用 AEs 模型、6 篇采用 RBMs模型，这些文章应用的医学图像领域非常广，从脑部核磁共振MRI 到肺部 CT 扫描都有应用。总而言之，卷积神经网络是医疗图像中一个标准的模型算法，尤其是预训练模型迁移学习算法的技巧已经展示出了其强大的能力。

（2）目标或病灶检测分割

目标或病变分类与上述的图像、病例分类不同，其更加注重于图像的某一部分或细小的组织、病变等局部区别的分类，例如常见的肺结节检测与分类。对于很多任务来说，局部病变区域与全局的概念信息对这类分类结果起着非常重要的作用。很多学者采用了新型的多信息新融合架构进行网络拓扑（例如残差网络结构），以及不同尺度的信息结合，有针对性地对医疗图像做模型输入以及运算调整。

在医疗图像中，各类扫描图像、物理成像图像数据通常是以数据流的形式存在的，比如 MRI 大脑图像实际上是核磁共振多层扫描结果的图像，由 50 到 70 张不等的大脑横向切面图像从上到下表示大脑每一层的信息情况。这种类型图像信息在人工智能爆发之前通常是 2D 平面图像。对其一张一张地进行分析计算，不论是计算机还是人工，都无法直观地分析 3D 立体图像信息；而在深度学习算法中，起先是以分析视频流的方式，采用 CNNs + RNNs 模型算法进行分类。在 2015 年美国多名学者采用 3D－CNNs 网络对肺结节进行分类，并且单独选取候选结节，通过全连接层获得最终分类结果。同样在 2016 年 3D－CNNs 网络在脑部 MRI 图像中取得了较高的准确率。

基本上大多数的医学图像，都采用端对端的 CNNs 网络，但也存在一部分案例中，多次使用诸如 RBMs、SAEs、CSAE 等无监督网络模型的情况。另一个很有意思的进展是，由于很多图像目标的标记中，数据标记非常昂贵，因此多实例学习

（MIL）的思想成了很多处理医学图像学者的常用手段之一。目前利用深度学习分类 + 检测算法的应用主要有以下几个方面。

早期肺癌筛查：肺癌是我国发病率和死亡率最高的恶性肿瘤，早期诊断和早期治疗能让患者的五年生存率提高到 80% 以上。基本步骤为，使用图像分割算法对肺部扫描序列进行处理，生成肺部区域图，然后根据肺部区域图生成肺部图像。利用肺部分割生成的肺部区域图像，加上结节标注信息生成结节区域图像，训练基于卷积神经网络的肺结节分割器，对图像做肺结节分割，得到疑似肺结节区域。找到疑似肺结节后，使用 3D 卷积神经网络对肺结节进行分类，得到真正肺结节的位置和置信度。目前腾讯觅影、图玛深维、依图科技、推想科技、阿里健康、汇医慧影等公司已经在临床上取得应用。

乳腺癌早期筛查：我国乳腺癌发病率、死亡率位居女性五大恶性肿瘤之首，且呈年轻化趋势。乳腺癌早期筛查可对乳腺癌进行早诊断早治疗，提高患者的生存周期。钼靶检查是乳腺癌早期筛查最有效的手段之一。目前人工智能对钼靶图像进行乳腺钙化检测、肿块检测和良恶性鉴别等功能提供辅助诊断工具。腾讯觅影该产品已经进入临床预试验。

靶区勾画：放射治疗、手术、化疗是目前肿瘤治疗的三大主要手段。利用医学图像引导，放疗病人不需要开刀，住院时间短，恢复快。在放疗前，每个病人需要拍摄医学影像（CT、MRI 等）几十甚至上百张，放疗医生凭借经验勾画每个患者的放疗靶区需要半小时至几个小时，耗时耗力，导致治疗病人有限，勾画的精确度不理想。受医生经验、情绪、耐心等因素的影响，不同医生勾画同一个病人的医学影像靶区会产生不同的勾画效果。靶区勾画与治疗方案设计具有一定的技术含量并需要医生的经验，但是其中包含了大量的重复工作，这些劳动密集型的工作是人工智能的专长，利用人工智能做这些事情将节约肿瘤医生大量的时间。将人工智能技术应用在放疗领域，是很多人工智能 + 医疗公司的一大主要研发方向。目前，连心医疗、医诺科技、全域医疗、普润医疗、慧软科技等公司都在开发相关的产品。

2.2 关键技术

2.2.1 技术发展现状

医学影像识别可以分为影像链与临床应用链两部分，而人工智能应用具体而言就是用人工智能去解决影像链与临床应用链的问题。其中，影像链是指影像医学的技术支撑，包括图像采集与图像后处理、数据挖掘；临床应用链是指影像信息在临床的应用，包括了疾病筛查与早期诊断、预测、治疗、疗效评估与监测。

（1）学术研究现状

影像组学、深度学习、迁移学习等人工智能算法已经在医学影像数据上进行了开发和测试，形成了病灶检出、病灶分割、病灶性质判断、治疗规划、预后预测等多种应用模式。2017 年 RSNA 学术交流中使用机器学习进行影像诊断的研究几乎涵盖所有影像诊断亚专业，近年来已有不少类似的文献报道，如乳腺疾病、肺部疾病、神经系统疾病、骨关节系统疾病、心血管系统疾病、消化道病变和体部疾病等。近年来，多个国家的放射学会对人工智能医学影像的发展给予充分关注与支持，其中美国放射学院成立专门为 AI 服务的数据科学研究所；加拿大放射医师协会发布医学影像 AI 白皮书；我国放射学界也成立相关的 AI 医学影像工作小组和联盟。

（2）产品开发现状

国内外已有许多大型企业及初创公司投入到 AI 医学影像产品开发。国内，腾讯觅影利用腾讯优图在大数据运算、图像识别与深度学习方面的先进技术，提高对于肺结节的检测敏感性与准确度：根据测算，其对早期肺癌的敏感度（识别正确率）达到85%以上，对良性肺结节的特异性（识别正确率）超过84%，对于直径大于 3mm 小于 10mm 的微小结节检出率超过95%，可帮助放射医生大幅提升肺部 CT 的早癌筛查能力；据美国 FDA 官网显示，2017 年 1 月 10 日其首次批准了一款心脏核磁共振影像 AI 分析的软件 Cardio DL，这款软件将深入学习用于医学图像分析，并为传统的心脏 MRI 扫描影像数据提供自动心室分割的分析，这一步骤与传统上放射科医生需要手动完成的结果一样精准。深睿医疗针对多模态多病种影像分析推出了 Dr. Wise AI 辅助诊断平台和 AI 智能问诊平台；国内还有许多公司正致力于将人工智能与医学影像结合来服务于影像识别与诊断。如健培科技、医渡云、智影医疗、睿佳医影 RayPlus、迪英加、拉克森等。国际上，Google 与 Verily 公司开发用来诊断乳腺癌的病理人工智能，在与病理学家基于灵敏性和假阳性和乳腺癌病例的分析竞争中，人工智能的准确度达到 88.5%，而顶级病理学家的准确率为 73.3%；IBM Watson 与 MSKCC（纪念斯隆-凯特琳癌症中心）合作，推出肿瘤解决方案 Watson for Oncology。2014 年和 2015 年，Watson for Oncology 先后进驻泰国康民医院和印度第三大医院系统 Manipal Hospitals。2016 年 8 月，IBM 与我国 21 家医院签署 Watson for Oncology 的合作意向协议，并于同年 12 月成立联合会诊中心。

（3）临床应用现状

虽然当前我们开发的产品不断涌现，但由于人工智能效能的临床验证尚不充分，适合人工智能研究标准数据库和场景的缺乏以及临床的伦理和法规问题尚待解决，导致真正临床实践规范应用的产品较为缺乏。国内较多临床单位开展了 AI 医学影像学术规模研究以及初期产品的小规模验证应用。国际上，美国 FDA 自 2017 年成立了 AI 与数字医疗审评部，致力于认证一些产品，如 Viz. Ai 的脑梗塞早期诊断产品、Imagen 骨折检测产品等。

医学影像诊断系统构建的核心技术包括模型设计、模型构建、算法选择、服务建立四个环节。

2.2.2　模型设计

临床问题的选择，即 AI 模型设计至关重要。第一，该模型解决的问题必须是临床医师及影像医师普遍关切的，其解决效率或准确性的提升是可以使得患者普遍受益的。第二，模型设计需要参考相关领域最新的临床指南规范，并在现有医疗流程上对疾病诊断治疗做出贡献。第三，必须使用足够量的数据及数据标注来进行学习，如应把学习的重点放在常见肿瘤的鉴别，而非罕见肿瘤的诊断上。因此模型设计的关键在于选择最有利于医师决策和患者受益的问题，并且所选择解决的问题还必须有大量易于获取和标注的学习数据。

2.2.3　模型构建

模型的建立包括学习数据的结构化构建，使用学习算法建立模型，最后进行模型的验证。高质量的结构化数据是学习任务的基础。第一，数据的收集。影像数据采集设备机型繁多、参数各异、质控不同，这些都将影响 AI 的最终应用，故影像数据采集时应首先规划 AI 模型对数据参数及质量的要求，如肺结节检出使用薄层高分辨 CT 而不是厚层数据。在 AI 具有应用潜力的基础上，尽可能覆盖不同厂家、参数、图像质量及疾病种类。第二，数据标注。数据的学习标签标注应直接面向需学习的目标问题，如肺结节检出任务标注结节坐标轮廓，良恶性鉴别任务标注结节病理类型。在标注任务中尽量使用"金标准"标签，如病理、基因型、生存期等；采用影像科医师的量化知识，如病变位置、范围、良恶性评分等。数据集的质量控制非常重要，提高数据集的标注准确性可有效提高模型的准确性和鲁棒性。所以高质量结构化数据构建的关键点在于影像数据采集的质量和广泛代表性，以及数据标注的准确性。

2.2.4 算法选择

不同于传统计算机辅助诊断使用的机器视觉算法和机器学习算法，新一代 AI 算法可应用更大样本数据量突破准确率的瓶颈限制，使得模型可以在临床真正高效使用。不同建模方式的选择应根据学习数据的数据量和复杂度来规划，包括：第一，针对大量学习数据，推荐使用包括各种神经网络的深度学习作为学习器建模；第二，针对中等量学习数据可以尝试使用深度学习建模，效果不佳时可以考虑采用神经网络提取特征，使用机器学习方法建立模型的折中方式；第三，针对少量学习数据，推荐使用影像组学方法先进行高通量检验，提取病变范围内的影像特征，使用机器学习方法建立模型；第四，虽然只具有中等量学习数据，但有大量面对其他问题的相似模态数据，可以尝试使用迁移学习方式，将大样本数据经验应用到小样本数据学习中。无论使用哪一种模型建立算法，对模型准确性、鲁棒性、泛化性的验证均必不可少。在训练数据集内可使用交叉验证法验证模型的稳定性；此外还需要独立的数据集验证模型的鲁棒性和泛化性，最后在临床使用中的证据将为模型在真实世界中的表现提供评估。

所以 AI 算法选择和模型建立的关键点在于面向数据和问题的算法选择和模型验证。斯坦福大学提出的 CheXNet 深度卷积神经网络模型，在利用胸部 X 线片对肺炎患者的患病情况进行判断的基础上，考虑了模型的可解释性。该模型利用 Dense Net 深度神经网络模型对图像特征进行分析，不仅在利用胸部 X 线片作为诊断依据的情况下，精度超过人类医生的平均水平，还通过计算模型每个像素点上的各类图像特征的权值之和，衡量图像各位置在分类决策中的重要性，解释决策过程，帮助人类医生对患者病情进行理解。卡耐基梅隆大学邢波教授近期提出一个多任务协同框架，通过引入协同注意力机制，来对异常区域进行准确定位和概括。不仅通过标签对图像内容进行描述，还利用层级长短期记忆（LSTM）模型生成长文本形式的医学影像分析报告，通过文字描述对分析结果进行描述和解释。

2.2.5　服务建立

结合模型设计时的应用特点、临床需求和医师的工作习惯，建立合理的服务模式。第一，当前云影像技术发展迅猛，其与 AI 技术的结合可以更好地为医疗机构、特别是基层医院提供图像传输、储存、辅助诊断的一揽子解决方案，有利于提高医疗机构的运转效率及诊断准确性。第二，在与现有工作流程结合方面，可以与 RIS 系统结合提供 AI 结构化报告，同时与 PACS 系统结合将 AI 综合分析报告使用 DICOM 格式提交给 PACS 系统，并在医师浏览图像时进行病变标注提示。总体上，虽然一项 AI 医学影像具体技术的优劣取决于多个环节，但当前阶段应关注的主要问题体现在 AI 技术产品的应用对象设置、服务模式以及准确性方面。良好的检查敏感性及诊断准确性是服务建立的基础。为达到此目的，除了优秀的图像分割、识别算法以及 AI 分类算法外，更应重视构建包括数据库和知识库的高质量结构化数据集。此外，还要注重具有临床诊断应用价值且符合临床规范的 AI 技术的目的设置、符合临床医师应用习惯。

2.3　业务模式

2.3.1　产业发展模式

医学影像产业主要分为两个部分，上游是医学影像设备，最终服务对象是医院及影像科医生，以机器或系统的销售收入作为统计口径，壁垒是包括研发积累、精密制造水平及配套服务。下游为医学影像诊断服务，最终服务对象是患者，以诊断服务收入作为统计口径，在影像设备产出图像的基础上附加医生的劳动成本，诊断服务环节最重要的因素是专业而可靠的诊断结论。

大多医疗影像人工智能在医院依然是试用阶段，其可能的主要应用方式可以分为：直接单独作为软件给医疗机构；与信息化系统集成后给医疗机构；与医疗器械合作同硬件一起提供给医疗机构；通过远程医疗提供给基层医疗机构；通过互联网医疗的方式直接提供给患者。在直接提供给医疗机构的模式中，大量未接云端的系统和医院局域网的限制都有可能影响影像人工智能系统的使用。与此同时医学影像人工智能对临床一线的影像医生诊断过程中起到的实际帮助作用，以及流程优化仍需要进行大量的实践和探索。目前我国的医学影像诊断市场的收费模式是拍片收费、阅片免费。但随着医学影像人工智能平台的兴起与发展，将促使影像诊断服务市场不再免费，有望逐步形成新的细分市场。如（1）采用基层卫生检查＋医院诊断模式；（2）分区域建立独立的医学影像中心或区域检验检查中心；（3）建立远程医疗服务集成云平台，集成远程会诊、远程影像、远程病理、远程心电等。

在产业方面，关于医学影像人工智能的注册、准入、监管法律法规体系尚未形成。2017年7月27日，美国FDA的器械和放射健康中心（CDRH）发布《数字健康创新行动计划》（Digital Health Innovation Action Plan），对医疗软件提出了监管的新举措。《数字健康创新行动计划》首先明确了受监管的医疗软件范围、创设软件预认证试点项目、成立评估专家组，并公布了一系列即将出台的规范性指南清单。2017年8月31日，当时的国家食品药品监督管理总局（CFDA）发布了新版《医疗器械分类目录》，其中对医疗软件目录作了更新，其中放射治疗轮廓勾画软件、放射治疗模拟定位软件被归为治疗计划软件下的放射治疗辅助软件，属于Ⅲ类管理类别。但是目前主流人工智能企业的产品，例如乳腺X射线影像计算机辅助诊断软件、结肠计算机辅助诊断软件、肺部计算机辅助诊断软件、乳腺超声辅助诊断软件可归为决策支持软件中的计算机辅助诊断/分析软件类别，同样属于Ⅲ类管理类别。但是针对人工智能软件产品的准入标准，评估办法都还处于空白阶段。这也成了限制相关企业实现产品变现优化的主要瓶颈。

2.3.2　应用难点

（1）基于概率分析的关联推理无法判断疾病的因果关系

AI 深度学习最主要的特征是基于数据学习的概率分析，其结果是能够进行有效的诊断和预测，因此深度学习在影像疾病筛查诊断中表现出彩。然而 AI 的发展过分强调"概率关联"，但是疾病对于人来说永远都有未知的领域，如何能够基于已有的医学知识，将数据和知识这两种模型结合起来，这才是医学影像人工智能在医疗领域向更深层次的治疗与干预层面应用的关键。

（2）数据资源体量虽大，质量却不高且不能互联互通

整个医疗影像从生成到用于诊断，涉及产业链的不同环节：医学影像成像设备、医学影像信息化系统、独立医学影像中心、线上医学影像平台、医学影像智能诊断。虽然前四个环节积累了大量数据，为人工智能分析奠定了基础，但是质量却不高，且各大医院也不能互联互通。且拥有大量数字化影像数据的三甲医院的数据开放也是一个很大问题。

（3）影像数据标准化程度低

除了医疗影像标准化、结构化数据严重不足外，数据标注

尤其困难。目前国内医疗影像质控缺乏完整统一的标准和切实可行的手段。在解读影像资料时，不仅要针对图像进行分析，还要进行多模态融合，结合患者多种信息，如临床信息、随访病历信息等，同时，还需进行历史回顾性分析，即需要时间维度的数据。为此，依图科技公司做出尝试，与中华医学会影像技术分会合作，将推出 AI 医疗影像质控系统，在全国展开质控标准项目研究。

（4）数据标注难度大

医学影像人工智能的训练需要大量已经标注好的影像数据，而标注需要花掉大量的人力成本，且对训练结果产生直接影响。临床医学很多问题的定义依然是模糊的，一些问题定义的不明确使得标注产生难度，甚至对于一些问题，不同的专家标注的结果可能会产生很大差别。与此同时，医学的复杂性造成标注只能局限于限定的领域，疾病的筛查都专注于一两个领域，造成能够解决的问题也有限。

（5）医疗资源的供给和需求极度不平衡

在供给侧技术端，医疗影像在数量、种类上急剧增加，连自动化医疗影像也面临生物结构多样性，以及技术缺陷导致的低对比度和噪声等问题，因此，影像学或影像科专家门诊、网络专家会诊等模式不可或缺；除此之外，医患矛盾突出、从医环境不佳、医疗资源浪费、医疗成本高等也是阻碍因素。因此，AI 技术创新是解决固有存量和新增量的有效出路，医学影像与 AI 结合具有天然的基础和必要性。

虽然医学影像专业与其他领域一样，传统的方法和意识形态均面临深层次的挑战。随着人工智能的发展及其在医学领域的逐渐普及和应用，两者的互相融合在未来必定成为医学发展的重要方向。我们相信，在可预见的将来，人类医生虽然不会被机器所取代，但是人工智能绝对可以帮助医生在影像学的某些功能领域做出更好的临床决策，甚至取代人的判断。我们坚信以人工智能赋能，完全可以打通医学影像的最后一公里。

临床决策支持系统，医生的虚拟助手

3.1 应用场景

3.1.1 产生背景

临床决策支持系统（Clinical Decision Support System，CDSS）是指将临床数据作为输入信息，将推论结果作为输出，有助于临床医生决策的软件系统。从临床决策支持系统的设计目标来看，其应用由于大量使用了客观现实的数据、医学指南和权威文献作为主要判断依据，以循证医疗为设计主旨，因此可以有效解决临床医生知识的局限性、减少人为错漏、提高药物使用效率，从而为提升医疗效率，降低医疗错误带来了有益的助力。

在临床工作中，医生的决策贯穿于临床实践的全过程，医生在面对每一个患者时，都必须根据患者的病情特点和检查结果，不断进行决策，力争做出最准确的诊断，选择对患者病情恢复最有利的治疗措施。然而，面对复杂多变的病情，医生常常感到力不从心，哪怕全力以赴、一丝不苟，仍然难免出现疏漏和差错。调查表明，因决策失误所致的用药错误或处置不当，是造成医疗差错甚至责任事故的重要原因。

随着科学技术的飞速发展，医学知识呈爆炸式增长，患者的疾病谱也在不断发生变化，这对医生的临床决策能力提出了严峻的挑战。临床医生即使不断进行知识更新，也赶不上现代医学的发展步伐。那么，如何才能更大程度地减少医生的各种决策失误呢？人们寄希望于研究出一个可以帮助医生快速、准确决策的辅助工具，这就是 CDSS 的设计初衷。经过无数研究人员几十年漫长的努力攻关，临床决策支持系统从类似科幻的设想变成实物，并多次改进升级，开始逐渐向应用阶段过渡。

临床决策支持系统的基本原理为构建各种疾病的知识库，将各种病情的诊断标准、阈值判断、治疗处方、专家经验等输入计算机，借助计算机超强和精准的信息存储、提取功能及快速的计算能力，通过人工智能技术和计算机逻辑推理运算来模拟医生的诊断治疗思维，帮助医生做出快速诊断和治疗决策。

3.1.2 发展历程

临床决策支持系统的研究始于 20 世纪 50 年代末，最早的研究方向是医学专家系统开发，通过应用产生式规则的推理引擎，将医学专家的专业知识和临床经验经过整理后，存储于计算机的知识库中，利用推理和模式匹配的方式，帮助用户进行诊断推断。但是，直到 20 世纪 70 年代中期，世界上第一个临床决策支持系统（MYCIN）才由美国斯坦福大学研制诞生，根据输入的检验信息，能够自动识别 51 种病菌，正确使用 23 种抗生素，可协助医生诊断及治疗细菌感染性疾病，为患者提供最佳处方。随后，具有各种功能特色的临床决策支持系统如美国匹兹堡大学的 Internist-I、QMR、犹他大学的 ILIAD、HELP、哈佛大学的 DXplain、Wolters Kluwer 公司的 UpToDate、Elsevier 公司的 MD Consult 等产品相继出现。

3.1.3 应用前景

在中国，医疗水平发展不平衡的状态长期存在，很难依靠培养医生这一传统方式来短期解决。特别是在基层医疗单位，这一情况就显得更为突出，国家也一再强调"强基层"，采用了多种支持手段去协助基层医疗水平的改善。

回到医疗的本质，诊和疗仍然是万变不离其宗的根本，特别是诊断水平，更是基层医疗单位继续改善的方面，这也是分级诊疗制度实现的重要一环。而随着现代科学技术的发展，特别是人工智能技术的应用、诊断的智能化、自动化将有机会在一定程度上得到实现，从而支持基层医疗水平的提高。

从使用场景来看，临床决策支持系统拥有诊断决策、治疗决策和预后决策三大场景。

诊断决策：通用的临床决策支持系统，可以根据临床医生针对患者的症状的描述，在诊断、用药和手术之前，按照标准诊疗指南提示医生诊断要求、鉴别要点以及相关诊疗方案，包括手术诊断时提示手术操作要点及术前检查等。

治疗决策：临床决策支持系统根据病人的病情，医生的临床观察，结合医学指南和循证依据，向医生提示药品适应证、药理、药效等，包括手术并发症常见症状，以及术后综合治疗及评估方案等。

预后决策：临床决策支持系统挖掘患者与其既往医疗信息、临床研究之间联系的资料，以便于预测患者将来的健康问题，存储并分析不符合《临床诊疗指南》以及《临床技术操作规范》的治疗方案，为医疗质量评估提供依据，提升医院管理水平，规范医疗行为，同时也为循证医学提供科学的证据。

对基层医疗机构来说，培养一名全科医生大约需要 5 到 10 年的时间，如果这些医生能够合理利用临床决策支持系统，就能迅速提升他们的诊疗水平，加快培训进度，从而减少基层医疗的误诊、漏诊以及医患纠纷等问题。

3.2　关键技术

临床决策支持系统关键技术包括了两大类：一是系统技术层面，二是数据技术层面。

3.2.1　系统关键技术

要论述系统技术层面的关键技术，就不能脱离著名的美国医疗信息与管理系统学会（Healthcare Information and Management Systems Society，简称 HIMSS）纲领性标准。依据美国医疗信息与管理系统学会 HIMSS 的 7 级评审标准（见表 3-1），临床决策支持系统是 HIMSS 电子病历评级（EMRAM）中最核心的评价要点之一。从 EMRAM 的第二级开始，几乎每一级都对临床决策支持有要求。整个 0-7 级实际上是临床决策支持功能递进、不断升级的一个过程，直至最后达到七级的全面临床决策支持能力（full CDSS）。

表 3 - 1　HIMSS EMRAM 评价体系等级划分

阶段	HIMSS EMRAM 应用水平累积评分
7	完整的 EMR，数据分析以改善护理
6	医师文档（模板）、完整 CDSS、闭环的医疗管理
5	完整的 R-PACS 系统
4	医嘱录入系统、临床决策支持（临床方案）
3	临床文献、CDSS
2	CDR，受控医学词汇，CDS
1	三个辅助系统安装就位——实验室、Rad、药房
0	没有辅助系统安装

于医院而言，HIMSS EMRAM 评级能够提升各个方面的能力，它是对医院信息化建设自然过程的一个总结，它本身既是一个评价工具，也可以作为指导医院信息化建设方向的路线图。

例如，使用这一标准化的模型，通过 Analytics 评级数据分析评分以及专家在咨询、准备和评审过程中的现场评价，可以准确评断医院当前在信息化建设方面所处的阶段、具体建设水平和尚待改进的项目。同时，在咨询、准备和评审过程中，HIMSS EMRAM 模型可以为医院提供一个清晰、可靠且经过实践检验的建设方向和路径，让医院既能知道自己所在位置，同时清楚应当发展的方向以及最终的目标。

同时，也要看到，HIMSS EMRAM 模型给出了清晰的方向和评价标准，但是医疗场景的复杂性，也要求我们在系统技术层面能够综合考量可选技术与模块。

临床决策支持系统可以按五个维度进行分类：

决策算法机制：在内部决策支持过程中，目前可以应用的算法范围很广，包括 Bayesian theorem、Belief network、决策树分析、基于规则的方法、基于规程的方法、Support Vector Machine、神经网络等。决策算法应用的不同主要取决于临床决策支持系统的内部知识表示方式，针对不同的决策需求存在着不同的知识表示方式，从而形成了不同的决策机制。例如，根据病人的症状等的辅助诊断系统常以概率来表达症状与疾病的相关性，此类的决策方式主要有基于 Bayesian theorem 的方法和 Belief network。另外，近期已经在国外的临床中具体应用的事件监视器（Event Monitor）也都是基于规则的决策支持系统。这些系统通过事先定义好的规则来实时地监视病人的相关信息，一旦规则中的前提条件得到满足，相关规则将被触发，相应采取规则中规定的行动，或是对诊断或是对治疗提供决策支持。

系统功能设计：具体来看，就是什么是输入，什么是输出，如果输出的是诊断结论，用药建议，那么依据则来自临床指南、循证病例、权威文献。更重要的，在风险提示方面要足够清晰。临床决策系统也可以按其设计的所能完成的系统功能来划分，主要有两大类主要的功能：一是帮助决策什么是对的判断。二是帮助医生决策下一步应该做什么事，例如做什么检查，用什么药，要不要手术等，最典型的一个例子就是决策分析树，即根据概率分析医生下一步应该怎样做。

交互方式：在输出决策支持信息的过程中，是如何设计交互过程的，是否允许使用者在交互上拥有主动权，是否可以干预最终结果。临床决策系统的建议方式分为主动和被动两种。主动的方式为系统主动地给医生提出决策建议，不管医生此时有没有决策帮助的需要，例如各种事件监视器系统，这类建议方式的好处在于可以强制性阻止一些严重的后果发生，例如用药配伍禁忌和药物－疾病禁忌等。被动的方式是指只有医生主动询问系统时系统才给出决策建议的方式。

系统融合：CDSS 的工作逻辑，是与医院现行信息系统进行融合还是独立运行，是否需要和医生的工作流程相融合，都是要考虑的重要因素。

决策支持程度：在决策支持上，是直接输出结果，还是较为间接地提供辅助决策知识，参考案例，也和 CDSS 的临床应用程度有着重要的关系。与直接能给出决策建议的系统不同，也有一些系统不直接给出建议而是只提供给决策者必要的相关信息，最终由医生做出最后的决策。因此，从决策支持程度上可以分为直接和间接两类。前面提到的决策支持系统大部分是属于直接给出决策建议的系统。间接的决策支持系统主要包括与临床信息系统相融合的多种在线式知识库，例如 UpToDate、FirstConsult 等。一键通技术（InfoButton）可以方便地将各种知识库通过在线的方式方便地提供给医生，间接地为临床决策服务。间接式的系统还包括多种系统产生的数据分析图表等。

3.2.2　数据关键技术

从数据层面来看，任何临床决策支持系统都是基于数据和知识的。因此，如何采集数据、整合数据、利用数据形成知识库并运用到决策支持中去，都是至关重要的。

（1）整合数据

临床决策支持系统的三个主要成分是医学知识、病人数据和针对具体病例的建议。病人数据通过临床决策支持系统的医学知识进行解释，从而为临床医生提供准确的决策支持。在医院中，临床决策支持所需的病人数据是通过电子病历系统完成数据采集的，再通过一个数据泵进行抽取和整理。为了使决策支持的结论更加准确，系统尽可能提供病人数据的完全整合，包括病人的基本信息、病历信息、病程信息、医嘱信息、检验信息、影像信息、护理信息，以及其他所需要的各类信息。

（2）医学知识库

临床决策支持系统内核的推理程序可以根据知识库的知识和经验生成建议以支持决策。由此可见，医学知识库是临床决策支持系统中的另一个重要元素。临床决策支持系统应建有完善、全面、快速的医学知识库。该知识库应包含词库、术语字典、模型结构、知识仓库四个部分。知识模型结构是将这些术语相关的内容组成一种网状的结构，方便存储和调用。知识仓库就是所有这些知识信息的容器，以功能强大的数据库为架构平台，以辅助智能的文字处理与检索系统。医学知识一般有两个来源，医学文献（指记录已归档的知识）和某一领域的专家（指专家的临床经验）。对于任何一种医学知识，系统先通过知识采集引擎把知识采集进来，然后通过解释引擎利用知识模型在知识库中查找相应的解决方案，逐步缩小目标范围，最后由知识库系统判定归于何种类别的医学知识，并存储于知识库中相应的位置。

（3）决策支持形成

决策支持就是临床决策支持系统的最后一个步骤，也是最重要的一个步骤。其功能是将医学知识应用于病人数据的结果，进行分析、归纳，最终针对具体病人提出相应的决策和建议。临床决策支持系统的决策支持引擎应具备速度快、操作方便、数据准确的特点。临床医生可以通过简单的工具自己定义决策推理的逻辑关系。把决策推理用到的参数和数据项目转换成逻辑表达式，然后由引擎解释定义过的逻辑关系，把其中数据间的关联解释成计算机能够理解的语言，再由计算机处理其中的逻辑关系，最后根据逻辑关系，把数据结果通过表达式计算出来。

总结来看，CDSS 对数据的要求有着几个重要特点和必备条件：

第一，有强大的医学知识数据库支持，遵循"医生为主导、病人为目标、临床为轴心、诊断为重点"的原则，用一目了然的清晰界面，辅助医生准确、完整、迅速地把握并记录临床过程各部分的互动关系。

第二，用开放性神经网络知识结构跟踪全过程，使系统有能力随机建构过程性诊疗通道，辅助医生对病人做出准确、稳妥、及时的诊疗处理。系统的并行推导具有多视角会诊性质，辅助医生准确使用、并减少对诊断设备的依赖。

第三，模拟临床思维，提供临床全过程辅助决策。实际过程是用神经网络结构运作大量知识，通过"诊断依据""诊断疾病""检验方案""用药方案""处置方案""护理方案""保健方案"等，展开医疗知识。

第四，随病人病情的变化，生成多条临床决策通道，提供医生决策参考，使临床诊疗具有多视角会诊的性质；同时帮助医生准确使用辅助诊断手段，减少对仪器设备的依赖；使临床全过程：诊断—治疗—用药等，都纳入智能辅助范畴之内，进行快速、准确、规范的临床诊疗。第一个方面是医学知识检索门户。该门户将众多的数字医学资料和文献集成在一个统一的门户系统中，使应用更加方便。第二个方面是研发临床实践指南和临床路径。临床实践指南是将大量的医学经验抽象成为方便和容易使用的一种形式，为临床工作提供任意和可靠的决策信息，使临床决策更加高效准确，并符合伦理和法律的要求。第三个方面是数据仓库技术的应用。"数据仓库是一个面向主题的、集成的、稳定的、包含历史数据的数据集合，它用于支持经营管理中的决策制定过程。"数据挖掘是从数据中发现有用知识的过程，实际是多种算法的统称。它的算法来自于传统的数学方法和人工智能的知识发现技术。

3.3　业务模式

3.3.1　细分市场

临床决策支持系统在国际和国内的发展还是有很大不同。在欧美，由于其起步较早，对于数据和软件的知识产权重视程度较高，又有比较庞大的商业医疗保险业务对接，因此从电子病历开始，就开始培养了临床决策支持系统的使用习惯。从国内的市场来看，临床决策支持系统实际上存在着两个较为独特的细分市场。

（1）大型医院信息化

从国内的现状来看，医疗信息化的高速发展正在路上，2017 年 4 月底，国家卫生健康委员会统计信息中心公布了全国医疗卫生机构的最新数据。数据显示，现阶段全国医疗卫生机构有 98.7 万个，其中三级医院数量为 2267 个，基层医疗卫生机构 93.0 万个［包括社区卫生服务中心（站）3.5 万个，乡镇卫生院 3.7 万个，村卫生室 63.8 万个，诊所（医务室）20.5 万个］。各家医院通过 HIMSS 评级的投入不同，很大程度上取决于医院初期的信息化建设基础和整改过程中的软硬件和流程改造，目前，一、二线城市的不少三甲医院加速信息化建设，而达到 HIMSS 7 级信息化，CDSS 系统的使用是重要的考核点。2018 年以来多个城市的三甲医院信息化招标标书都对于 CDSS 部分的需求没有形成真正有临床意义的表述和需求，因此要形成真正的临床应用还会有一段路要走。而再看 HIMSS 评审的通过率（见表 3 - 2），亚太地区 HIMSS EMRAM 6 级通过率仅为 5.6%，可以看到这一市场还需要有一段的爬坡阶段。

表 3-2　全球各地区 HIMSS EMRAM 通过率

跨区域 EMRAM 分数分布（2017 年第一季度）					
阶段	亚太地区	中东	美国	加拿大	欧洲
7	0.7%	1.3%	4.8%	0.2%	0.2%
6	5.6%	16.7%	30.5%	1.1%	2.4%
5	8.3%	19.3%	34.9%	3.7%	30.8%
4	1.7%	3.3%	10.2%	1.3%	6.9%
3	0.7%	16.7%	13.95%	31.4%	5.3%
2	31.8%	21.3%	2.3%	30.3%	34%
1	5.3%	6.0%	1.4%	15.0%	8.1%
0	45.7%	15.3%	1.9%	17.2%	12.3%

（2）基层医疗卫生市场

事实上，中国的医疗健康卫生问题，包括分级诊疗难以实施的问题，本质上都是基层诊疗能力不足的问题。即使不考虑63.8 万个的村卫生室，国内还有 27.7 万个基层医疗机构。这些基层医疗机构覆盖了中国相当规模的人口，即使以金钱来考核，27.7 万个医疗机构的付费能力，也足以撑起一个庞大的基层 CDSS 市场。而综合考虑到国家近期的互联网医疗政策、人工智能医疗政策，都特别强调基层医院的需求，因此可以做出结论，CDSS 作为一种可以改善基层医疗水平的产品，市场前景可期。2015 年后，出现了一些代表企业，包括百度医疗大脑、惠每科技、深圳循证医学等几家只针对基层医疗机构和医生提供服务的企业。

3.3.2 典型应用案例

实际上，临床决策支持系统目前在市场上名声最大并且在全球形成了一定规模的就是 IBM Watson 系统。回顾 IBM Watson 系统的发展，其第一步商业化运作就是通过和纪念斯隆—凯特琳癌症中心进行合作，共同训练 IBM Watson 肿瘤解决方案。癌症专家在 IBM Watson 上输入了纪念斯隆—凯特琳癌症中心的大量病历研究信息进行训练。在此期间，该系统的登录时间共计 1.5 万小时，一支由医生和研究人员组成的团队一起上传了数千份病人的病历，近 500 份医学期刊和教科书，1500 万页的医学文献，把 IBM Watson 训练成了一位杰出的"肿瘤医学专家"。相继攻克肺癌、乳腺癌、结肠癌、直肠癌后，2015 年 7 月 IBM Watson 成为 IBM Watson Health 的首批商用项目之一，正式将上述四个癌种的肿瘤解决方案投入商用。2016 年 8 月 IBM 宣布已经完成了对胃癌辅助治疗的训练，并正式推出使用。

应该说，IBM Watson 从目前披露的信息来看，是基于自然语义处理（NLP）技术，结合海量医学知识库与临床路径而形成的 CDSS 系统。目前 IBM Watson 在中国，也通过授权许可的方式进行了落地部署，不少医院也开设了专门的 IBM Watson 肿瘤门诊。但是从实际应用来看，IBM Watson 在落地过程中，仍要面临应用磨合、患者认可、诊疗衔接等一系列问题。

另外，我们也可以从国内的几个典型 CDSS 应用看到一些应用模式与方向：

（1）人卫临床助手

2016 年 10 月，人民卫生出版社正式推出了临床决策辅助系统（人卫临床助手）。人卫临床助手的主要数据来源是人民卫生出版社 63 年来的精品专著，其中汇集了 2000 多家医院案例资料，并成立了专家评审委员会，制定资源审核发布流程，甄选权威内容入库。

同时，人民卫生出版社还不断组织新知识、新病例、新工具，保证系统知识的不断更新，打造专业的临床决策辅助系统及纯粹的医学学术互动圈，针对用户为医学专业人员。临床决策辅助系统（人卫临床助手）除了为临床医生决策提供证据之外，还是医生日常学习临床知识和经验的平台。该平台提供了知名医院、科室、专家的上万案例，内容涉及临床诊疗知识、医疗损害防范知识、临床伦理思维、医患沟通等。

（2）惠每临床决策辅助系统

相比于人卫临床助手，惠每的产品是直接来自于权威医院的知识体系。2015 年，惠每医疗集团正式引入了梅奥的整套知识体系，并且在 2016 年发布了基于人工智能的惠每临床决策辅助系统。

该系统结合了国内最新发表的医学文献资料及国内医学专家领域知识，利用自然语言处理与机器学习算法，为医生提供智能分诊、鉴别诊断、慢病合理用药与疾病知识库查询等服务。

诊前问诊/分诊阶段：患者可在惠每智能分诊系统进行自检自查，通过一系列引导性问题，在就诊前得到病情的适当评估，明确就医的"轻、重、缓、急"，快速获得权威的处理建议。

该系统能够与微信公众号、手机 App、医院自助挂号机等不同端口结合，方便患者选择使用。目前主要应用于家庭医生签约服务和医院智能分诊挂号等方面。

诊中决策阶段：在医院授权的情况下，惠每临床决策辅助系统与电子病历系统（CPOE）厂商进行数据合作，将电子病历中的数据植入到惠每临床决策辅助系统中，使门诊医生受到标准化、专业化的规范。

此外，系统还能自动挖掘症状和疾病之间的关系，如发烧和感冒之间的关系、发烧和肺炎之间的关系等，为连锁诊所提供标准化诊疗路径，帮助医生提高业务能力和工作效率，提升诊所品牌号召力。

诊后治疗阶段：惠每临床决策辅助系统不仅有丰富的疾病详情内容，也涵盖全面的疾病治疗建议，包括处置建议、检查建议、用药建议及患者指导等。

其中在合理用药方面，系统有严格的用药审核功能，提供药品说明、药物相互作用、禁忌症检查等，及时提醒医生，防止药物的错误搭配和抗生素滥用等情况发生。

此外，惠每临床决策辅助系统将慢病用药指南电子化、智能化，完整评估患者病情，自动生成治疗方案供医生参考，并推荐合并用药方案和禁忌用药方案。

3.3.3　发展方向

从临床实践来看，符合医疗信息化的要求进行临床决策支持系统的设计、研发是重要的方向，但是从另外一个角度看，没有任何一款产品可以适用全部疾病和科室，从目前的市场来看，仅电子病历一个领域，已经走向了专科化，其中又以牙科为落地最快的专科方向之一。

随着人工智能技术的发展，传统临床决策支持系统也有了进一步进化的空间。首先，基于临床病历文本数据的临床决策支持系统开始增加包括影像在内的各个元素，从而丰富诊断决策的数据链。目前看到的应用，包括综合采用病历、病史、CT影像进行肺癌的早期筛查、采用超声影像＋病历进行脂肪肝和相关肝部疾病的早期筛查，所以，采用多模态的人工智能，为临床决策支持系统增加更多的数据实证，将有助于临床决策支持系统在疾病诊疗方面进一步增强决策支持能力。

从专科的角度来看，脑神经相关疾病也是重要的临床决策支持系统演进的方向之一，这是因为脑神经疾病有着参与决策数据种类多、诊断过程依赖专家长期积累的经验等特点，适于采用机器学习等人工智能方法进行决策增强。此方面在国内已经有了领先的尝试，北京雅森科技在2017年陆续推出了针对阿尔茨海默症、卒中等脑科疾病的多模态诊断系统，由于综合引入了病历、影像、量表等数据来训练模型，在流程和内建逻辑上更贴近CDSS的应用形式。因此，人工智能和CDSS的整合，甚至形成AI-CDSS的大发展方向，也是可以期待的。

最后，也应该面对临床决策支持系统应用从研发到实施的难点：

（1）信息技术和医学的交叉与融合

临床决策支持系统是更偏重信息技术还是医学，一直以来都是争论的焦点。计算机科学的抽象性、逻辑性、虚拟性与临床医学的具体性、经验性、真实性完全不同，将这两种知识系统整合在一起，并且形成落地产品，难度很大。特别是由于人类疾病具有复杂性、多变性和不确定性等特点，临床决策除了需要全面了解患者的病情特点及相应的辅助检查结果外，更需要医生的个人经验与辩证思维。因为医学并不遵循严格的逻辑推理，医生在诊断患者时，更多的是依靠直觉和经验。医生对患者的诊疗决策并非是简单的资料分析和逻辑推理，而是一个复杂的创造性思维过程，人工智能目前根本无法代替医生的经验和智慧。

（2）如何建立和引用大规模、统一化的临床知识数据库

数据是临床决策支持系统的核心，由于临床诊疗决策涉及的知识面非常广泛，基础医学知识、学科专业知识、影像知识、检验知识、药学知识、心理知识、社会知识、沟通技巧等缺一不可，相应的临床决策支持系统也必须建立大型的临床知识数据库，才能达到帮助医生决策的目的。但是尽管在医疗信息化水平不断提高的今天，仍包含大量非结构化的数据（如心电图、彩超、DR、CT、MIR、脑电图、肌电图和DSA等），

这增加了数据挖掘的难度，使得很长一段时间内临床决策支持系统的数据库容量过小，严重制约了临床决策支持系统的应用和发展。

但是无论如何，从未来的发展来看，特别是对于基层医疗来说，更重要的意义在于实现医学诊疗经验的下沉，在这个过程中，能产生大量符合基层医院需要的，接地气的临床决策支持系统，甚至是单点的临床决策支持系统（比如临床检验），都将能为解决中国医疗资源问题做出贡献。

4

第四章

基因测序，开启精准医学时代

4.1　应用场景

10 年前，一个人的基因测序还需要 1000 万人民币，基因测序离我们的生活还很遥远。但当前，基因测序公司如雨后春笋般出现，各种关于基因测序的高科技宣传，也会时不时地占领新闻头条。

4.1.1　无创产前检测

在国内，利用基因测序最著名的例子是无创产前检测，重点是唐氏综合征的检测。唐氏综合征，又叫 21－三体综合征，病因是患者的第 21 对染色体上多了 1 条染色体。由于基因组异常，很高比例的患儿在胎内即会流产，而生下来的患儿也经常出现生长发育障碍和多发畸形。唐氏综合征目前没有很好的治疗方法，所以前期筛查是避免出现患儿的唯一手段。在应用上，这种治疗方法被叫作无创产前基因检测，无创产前基因检测可以通过采集孕妇的外周血，对母体外周血中游离的 DNA 的片段（包括胎儿游离 DNA）进行测序，加以分析后，可以计算出胎儿患上染色体非整倍体的风险，此技术能同时检测 21 - 三体、18 - 三体及 13 - 三体，目前准确率能够达到 99.9%，甚至通过大量样本的统计，可以达到 99.99%。目前在国内无创产前检测应该是利用基因测序技术进行"未病"防治的应用最广泛的例子，已经有 1000 万以上的家庭受益于该基因测序的技术。

之所以说"受益"，是因为传统的唐氏综合征筛查主要针对 35 岁以上的高龄产妇，而检测手段是进行羊水穿刺。而唐氏综合征总发病率在 1/800 - 1/1000 之间，而通过羊水穿刺进行检测导致流产的概率为 1%，也就是说每 100 个做羊水穿刺的孕妇中，就有 1 个由于手术原因导致流产。另一种"受益"来源于大数据的研究。如上面所说，目前已经有 1000 万以上的家庭接受了唐氏综合征的基因筛查，但当我们将这些家庭根据地域不同进行统计分析时发现，并不是我们想象的 35 岁以上的孕妇发病率高，有些地区，比如湖南、海南等地非常年轻的孕妇，大致是 20 岁以前孕妇，也明显地有一个发病率的高峰。这就提醒我们，至少 20 岁以前的年轻孕妇或 35 岁以后高龄孕妇都应该进行唐氏综合征筛查。随着基因检测成本的不断下降，大部分家庭都可以享受到利用基因检测技术的唐氏综合征筛查，毕竟抽取母亲的血进行检测比其他的检测方式还是安全、方便不少的。

4.1.2　肿瘤检测

肿瘤是大家听到就感到恐惧的疾病，虽然大部分肿瘤的发病机理还不清楚，但有些肿瘤具有遗传性的特征，比如乳腺癌；有些肿瘤则完全是由于外源的病毒感染诱发的，宫颈癌就是因为人类乳头瘤病毒（HPV）的感染造成的。基因检测技术可以用于多种肿瘤检测或伴随诊断和靶向药物用药指导。基因测序用于肿瘤相关的检测、诊断和治疗，主要有遗传性肿瘤检测、肿瘤靶向药检测和早期肿瘤诊断。

科学研究证明，大部分肿瘤是由于人体发生了基因变异而导致的，这些基因变异后会使细胞失去正常调控能力，从而无限增殖，最终致使肿瘤的发生。而靶向药物有可能可以定向地消灭携带特定基因变异的肿瘤细胞，甚至可以治愈肿瘤。但是，靶向药物治疗只是针对特殊基因类型突变的患者有效，同时费用一般都比较高，所以在进行靶向药物治疗之前，最好进行一个基因检测，以避免花冤枉钱。对于不同的患者，其体内携带的基因变异也是千差万别的，且往往伴随着多个基因变异，传统单项检测技术已经不足以满足当下的检测需求。二代测序技术能实现多基因平行检测，相对于基于质谱或芯片的基因检测技术，能更真实地还原肿瘤变异全景。因此肿瘤的 NGS 伴随诊断使医生可以根据患者自身基因变异情况以及相对应的临床状况制定最佳的治疗方案，尽早发现潜在可用的靶向药物及提高抗肿瘤药物的治疗效率。目前，燃石基因、世和基因和吉因加等企业在这个领域都做了不错的工作。

目前针对癌症的治疗，如果能够在早期发现的话，治疗方法有很多种，大部分的早期癌症都是有治疗方法的。所以早期癌症的筛查和诊治很重要，如果再配合一定的高精度医学影像检测，将会取得更好的效果。基因测序的优势就在于它可以通过无创的方法在血液中寻找到一些非常微量的基因突变，在很早就发现这些突变之后，就可以持续关注，并判断是否会癌症病变。但是在筛查检测上，这种服务现在的难度在于成本控制和测算准确度的平衡，同时还处在较早期技术研发的阶段，相对来说积累的样品量还不够。既要测得准，成本又要足够低。这种服务场景能不能最终成立，并在临床上得到验证，还需要一些实验和数据来推进。

基因测序用于肿瘤相关的治疗和检测，因"名人效应"应用于高端体检、产前诊断等领域，价格不菲。基因测序最广为人知的事件是影星安吉丽娜·朱莉通过基因检测，选择手术切除乳腺以降低患乳腺癌风险。2011 年去世的苹果公司创始人史蒂夫·乔布斯患胰腺癌时，也曾接受过全基因测序，但很遗憾没能帮助他达到癌症治愈的目的。

4.1.3　罕见遗传病筛查

第三个利用基因检测治"未病"的例子是罕见遗传病的筛查。我国每年新生儿约有 1600 万，其中 80 万~100 万新生儿有出生缺陷，比例接近 5.6%，在 5.6% 的出生缺陷的新生儿中，大约有 30% 是因为遗传的问题导致出生缺陷，其中有 30%~40% 在出生前后死亡，约 40% 造成终生残疾，只有 20%~30% 可以有治疗的方案。在新生儿遗传性疾病里，除了唐氏综合征，还有几百种遗传性的罕见病，其中很大比例的疾病发病概率比较低，某些疾病具有地域分布的特殊性，比如地中海贫血，在广东、广西、福建、海南等我国的南方地区案例较多，如果夫妇双方都是该病的基因携带者，对子代的遗传概率是：1/4 是正常胎儿，1/2 是携带者，而另外 1/4 就是重型地中海贫血患者。这是一种病症比较严重的遗传病，其中重型 α 地中海贫血胎儿在怀孕中期就可能发病，水肿、心脏畸形甚至死胎，有些足月生下来，也会在几分钟内死亡。在这类疾病筛查里，对父母双方进行孕前基因测序是个很好的预防方式，可以较为有效地控制罕见病的概率，再寻求解决办法。

另一种具有明显地域性分布特点的遗传疾病是遗传性耳聋，在中国北部地区的分布较广。遗传性耳聋发病的机理较为特殊，对于耳聋基因携带者的新生儿，在出生后不会马上显现出耳聋的问题，但如果父母不注意，在新生儿发育的阶段，头部不小心受外力的重击，或者在生病时服用了氨基糖苷类药物，耳聋的问题就会被激发，导致终生耳聋残疾。这类遗传性疾病需要在新生儿出生时尽快做一个耳聋基因的检测，如果是具有遗传性耳聋的携带者，就需要特别小心地照顾，避免耳聋被触发。

4.1.4　精准健康管理

在将来，基因检测还可以用于精准的健康管理。由于人类全基因组测序的成本越来越低，目前一些公司已经推出了3000元的全基因组测序服务，在未来测序服务甚至可能变成一个免费的服务，成为体检项目之一。传统体检只能在发生疾病后，显示疾病已经发展到什么程度（如早期、中期、晚期）。但基因检测可以帮助一个人在还没有发病时，就开始预防将来可能会发生的疾病。进行全基因组DNA测序的企业，比如23andMe，WeGene，23魔方等，都通过不同的基因测序技术提供全基因组的测序服务。Illumina在2017年年初发布了NovaSeq系列测序仪，它们的运行速度超过现有仪器的70%，全基因组测序的速度也大幅提高；同年，华大基因也推出了下一代测序仪 BGISeq – 2000 和 BGISeq – 200，分别针对高通量和快速交付的测序业务。在 2018 年的 JP Morgan 健康产业会议上，华大基因的 BGI Online 云计算服务，仅用 120 分钟即完成了 100 个人的 BGISeq – 500 全基因组数据分析，单样本平均分析时间 100 分钟；在贵阳的大数据峰会上，华大智造推出了 MegaBolt 一体化全基因组分析的硬件平台，单个全基因组分析仅需要 90 分钟就可以完成。测序速度的加快和测序成本的降低使得基因测序向患者端的应用成为可能，寻找个体基因特质与不同疾病之间的关联，并通过运动和饮食的调节进行精准的健康管理。

4.1.5　身份确认

基因检测还可以用于人的身份确认。"除了人类的基因测序，测序仪还有很广泛的应用。"戴尔·帕特森说，比如医疗研究、法医鉴定、农作物研究、动物健康、食品安全等多个领域，都可以是测序仪大展拳脚的舞台。在抓捕本·拉登时，基因测序技术就起了关键的作用。利用生命技术公司提供的基因测序技术，美军和美国中央情报局首先提取了拉登的 DNA，然后再将 DNA 与来自拉登家人的 DNA 参照样本对比，最终确定了拉登的身份。基因测序技术也可以应用于农业和畜牧业的

快速育种。如果用杂交的方法进行水稻的育种，需要至少 10
年左右的时间，并需要大量烦琐的人工筛选来培育一个可能的
水稻优良品种。如果利用基因测序技术，就可以将育种的时间
缩短到 2 年左右，并且育种的难度将大大降低，人们可以像玩
拼图游戏一样，将水稻相关的优良基因组合在一起，从而快速
地培育新品种，这就是分子育种技术，不同于转基因技术，所
谓的转基因技术是将一个物种的基因转移到另一个物种的基因
组里，从原理上讲，这些基因都是自然界存在的天然基因。转
基因技术从生物学的原理上看，是安全可靠的，可以说，如果
没有转基因技术，地球上有三分之一的人要忍受饥饿的痛苦。
现在有一些创业公司已经开始将基因测序应用于宠物的健康管
理上，市场前景非常可观。

在每个人的体内生活着大约 2 公斤的细菌，这不是骇人听
闻，其实人的生活根本离不开细菌。这些在人体内生活的细菌
与健康有非常紧密的联系。其实一个人日常的饮食喜好，根本
就不是这个人的喜好，而是这些细菌的喜好。现在利用基因测
序技术对和人类共生的细菌进行研究，发现这些细菌不仅和人
们的饮食生活习惯有关，还很大程度上影响了人们的健康状
况，比如肥胖、糖尿病、关节炎、甚至有些癌症。目前国内外
已经有一些创业公司开始利用基因测序技术，检测肠道的细菌
类型来指导人们的减肥大业；或者检测皮肤菌群，来订制私人

美容大计；还有一些利用菌群移植来进行疾病的治疗。

4.2　关键技术

基因测序技术是生物技术（Biological Technology，BT）和信息技术（Information Technology，IT）紧密结合的跨学科技术。生物技术主要解决生物 DNA、RNA 样本的提取、纯化、建库和测序等分子生物学问题。信息技术主要用于解决测序数据的处理、计算和存储等问题。从 20 世纪 80 年代至今，基因测序技术已经发展到第三代，但测序过程中的关键技术来自于 1977 年沃特·吉尔伯特（Walter Gilbert）的化学降解测序法和弗雷德里克·桑格（Frederick Sanger）的双脱氧核苷酸末段终止法，他们的研究成果都发表在当年的《美国科学院院报》上，并在当年利用该方法对 φX174 噬菌体的 5375 核苷酸长度的基因组序列进行测序，这也是人类解读的第一个完整生物基因组全序列。

4.2.1　第一代基因测序技术

第一代基因测序技术主要利用四色荧光和毛细管电泳技术进行测序，和人类基因组计划息息相关。20 世纪 80 年代早期，加州理工学院的 Leroy Hood（4P 医学的创导者）发明了四色荧光标记，使得一条电泳道可以分析一个标本的四种测序反应产物，显著提高了测序反应效率。基于这一技术，美国应用生物系统公司（Applied Biosystems Inc，ABI）于 1986 年推出了第一台商品化的全自动平板电泳测序仪 ABI 370A。随后，ABI 开发了毛细管凝胶电泳技术，并于 20 世纪 90 年代早期推出了 ABI Prism 310、3100 等机型。1998 年，其推出的 ABI Prism 3700 毛细管测序仪则真正实现了测序规模化。此后，在 ABI 3700 基础上的发展出 3730，至今仍是一代测序的主力机型，也是用于验证其他新测序设备所发现变异是否准确的金标准。除了 ABI 开发的第一代测序仪，还有美国 Molecular Dynamics 公司于 1997 年推出的测序仪 MegaBACE 1000。这款测序仪与 ABI 3700 在原理、自动化程度和通量方面都比较相似，但性价比更高。1998 年，Molecular Dynamics 被英国公司安玛西亚（Amersham）收购。2004 年，后者又被美国通用电气公司（GE）收购，成为 GE 医疗集团的一部分。期间，MegaBACE 型号由 1000 升级为 4000，毛细管数量增加到了 384 道，随后推出了略有改进的 4500 。在与 ABI 的竞争中，MegaBACE 测序仪后劲不足，最终退出市场。Sanger 测序法是测序技术的金标准，其单条测序读长可达 1000bps 以上，准确性几乎 100% 。但无论在通量、成本、读长、测序速度和数据分析系统等方面都不能满足日益增长的全基因组测序需求，但

其还在一些特殊的领域，比如做 HLA 分型和一些分子生物学
实验室的低通量基因测序，行业简称散样业务还一直在使用一
代测序平台。

4.2.2　第二代基因测序技术

第二代测序技术，也就是现在经常听到的下一代测序
（Next Generation Sequencing，NGS）技术，具有代表性的第二
代测序平台有瑞士 Roche 公司的 454 测序系统。由于 454 测序
系统在通量、准确性以及成本等方面缺乏竞争力，Roche 公司
于 2013 年关闭了 454 的测序业务，454 测序仪于 2016 年退出
测序舞台。美国 ABI 公司的寡聚物连接检测测序（SOLiD，
Sequencing by Oligo Ligation Detection）5500XL，SOLiD 所采用
的是基于 DNA 连接反应的测序，由于技术复杂（生物和计算
技术）、测序稳定性不佳等因素，已经停产。2008 年 ABI 与
Invitrogen 合并成立了 Life Technologies，并在 2010 年、2012 年
推出了半导体测序仪 Ion Torrent 和 Ion Proton，我们称之为个
人化操作基因组测序仪（Personal Genome Machine，PGM），取
得了不错的成绩。2014 年，Life Technologies 又被赛默飞世尔
公司（Thermo Fisher Scientific）以 136 亿美元收购。Thermo
Fisher Scientific 可以量产临床级别的测序仪。目前在我国取得
医疗器械资质的基因测序仪中，就有基于 Ion Proton 的平台。

目前在市场上最成功的基因测序仪公司为 Illumina，占据了全球测序仪器市场超过 70% 的份额，市值在 350 亿美元以上。Illumina 和 Solexa 均成立于 1998 年，Solexa 公司采用可逆末端终止法进行固相边合成边测序的技术来自剑桥大学。2005 年，Solexa 反向收购 Lynx Therapeutics，并借助其能力将其技术转化为商业化测序仪。2007 年美国公司 Illumina 完成了对 Solexa 的收购，进入基因组测序仪研发制造领域，并凭借其测序系统的出色性能，在 NGS 之争中完胜 ABI 和 454，成为最为强劲的成员。Solexa/Illumina 的第一代测序仪 Genome Analyzer 于 2006 年面世，能够在单次运行内测序 1 Gb 的数据。在随后的几年中，Illumina 陆续推出了 HiSeq、MiSeq、MiniSeq、NextSeq 以及适用于超大规模测序的 HiSeq X Ten、NovaSeq 等系列机型，以满足不同测序规模与应用的需求。

在我国，2013 年华大基因完成了对美国上市公司 CG（Complete Genomics）的全资收购，并在接下去的几年持续进行技术投入，量化生产了一系列 BGISeq 测序仪，包括 BGISeq-50、BGISeq-100、BGISeq-200 和 BGISeq-2000 系列，联通原来 CG 的 Blackbird 测序仪，也就是 BGISeq-1000 系列，后者没有在市场上流通，都取得了 CFDA 的认证。由于华大基因的不断努力和探索，使中国有能力成为大批量生产第二代测序仪的两个国家之一，使得中国在生物领域的科研和产业能够引领世界。

二代测序技术除了 Sanger 法之外还出现了一些其他的测序技术，如焦磷酸测序法、连接酶测序法等。其中，焦磷酸测序法是后来 Roche 公司 454 技术所使用的测序方法，而连接酶测序法是后来 ABI 公司 SOLiD 技术使用的测序方法，但他们的共同核心手段都是利用了 Sanger 中的可中断 DNA 合成反应的 dNTP。与第一代测序技术相比，第二代测序技术具有高通量、低成本、敏感性高等优点。第二代测序技术不依赖传统的毛细管电泳，其测序反应在芯片上进行，可对芯片上数百万个点同时测序；第二代测序技术每 Mb 碱基成本比 Sanger 测序法降低 96.0%～99.9%；第二代测序仪的设计能保证对低丰度 DNA 信息的检测。缺点为读长较短，不便于后续数据分析时的拼接以及利用聚合酶链式反应（Polymerase Chain Reaction，PCR）可能引起的偏移和错配。

美国 Ion Torrent 公司自 2010 年被 Life Technologies 收购后陆续推出 Ion Torrent PGM（2010 年）和 Proton（2012 年），这两种测序仪其实是介于第二代和第三代之间的测序平台，其核心技术是 Ion Torrent 公司开发的半导体测序。半导体测序技术也采用微乳液 PCR，不同之处在于其检测的是单核苷酸与芯片上固定的模板链配对时释放氢离子引起的 pH 变化，而不是荧光信号。Ion Torrent PGM 有 3 种芯片，314 芯片适合小基因组测序，316 和 318 芯片用于全转录组测序和染色质免疫共沉淀测序。Ion Torrent PGM 通量虽低，但速度快，成本低且仪器规模小，因此应用广泛，适合 16s RNA 测序、微生物和病毒的从头测序和重测序、目标区域捕获测序、单核苷酸多态性检测、短串联重复序列测序、混合感染鉴定和线粒体 DNA 测序等。但 Ion Torrent PGM 也存在因多次洗脱过程导致的错误累积、阅读高度重复序列和同种多聚序列时出错率高等不足。

4.2.3　第三代基因测序技术

当前，生产第三代测序仪有美国 Helicos BioSciences、Pacific Biosciences 和英国 Oxford Nanopore Technologies。Helicos BioSciences 生产的 HeliScope 为第一台真正的单分子测序仪。这家美国公司成立于 2003 年，在 2008 年推出的 HeliScope 单分子测序仪，其本质上还是基于合成的测序，该系统采用超敏感荧光检测，不再依赖扩增得到的分子簇来增强信号。相比已有技术，HeliScope 的读长、通量和成本都不占显著优势。2012 年年底，Helicos BioSciences 正式提出申请破产保护。Pacific Biosciences（PacBio）成立于 2004 年，同年推出了第一个实际应用单分子实时测序技术（Single Molecule Real Time，SMRT）的测序系统，在合成反应过程中直接区别每个整合到新链上的荧光信号。PacBio 于 2011 年推出了第一个商业化设备 PacBio RS, 2013 年推出升级版的 PacBio RS II, 其在 2015 年推出 Sequel, 读长较 RS II 有了显著提升, 虽存在较高的错误率, 依然成为市场上三代测序最为主力的机型。Oxford Nanopore 的纳米孔技术被认为是测序技术的发展方向, 其根据核酸链模板分子通过纳米孔引起的信号变化进行实时、快速和低成本的基因测序。Oxford Nanopore 成立于 2005 年, 2012 年推出 GridION, 2013 年推出 U 盘大小的 MinION, 产量在 40Gb 左右, 每秒可读取 500 个碱基, 因其小巧的设计与便捷的操作, 成功引起市场关注。第三代测序技术是在第二代基础上增加读长, 降低试剂成本, 并且加快运行速度。其显著特点是单分子测序, 即不经 PCR 直接进行边合成边测序, 不仅简化了样品处理过程, 避免了扩增可能引入的错配, 而且不受鸟嘌呤、胞嘧啶或腺嘌呤、胸腺嘧啶含量的影响, 因此第三代测序技术能直接对 RNA 和甲基化 DNA 序列进行测序。与其他 NGS 平台相比, 纳米孔测序技术具有长读长、高通量、低成本、短耗时和数据分析相对简单的优势, 未来纳米孔测序技术投入市场后有望在几小时、几百美元的成本内完成全基因组测序。

基因测序产生了海量的数据, 并且还在继续产生着更多数量级的数据, 如何从数据中进一步解读和发现有用的信息, 对数据运算和统计分析的能力带来挑战, 一般认为生物信息计算是一种数据密集型的高性能计算，现在广泛应用的生物信息计算 Linux 集群从 NCBI 的 BeoWulf 系统演变而来，在此基础上引进了更为先进、高效和易用的作业调度系统，比如 Sun Grid Engine、LSF、Slurm 等。单个普通计算机的计算能力已经远远不够，服务器、存储和网络已成为生物信息分析的必备资源，集中配置和共享的云计算也成了生物信息计算的必然的发展趋势。单个基因组的数据还算不上基因大数据，但 NGS 技术的应用能够源源不断产生基因组序列，基因大数据的时代正在到来。相对于单个和少数基因组数据来说，基因大数据需要新的数据管理和分析模式，大数据计算框架 Hadoop 和 Spark 等也逐渐被引入，像最新的 GATK 套件 4.0 版本就引入了 Spark 计算框架来提升计算效率。

NGS 生物信息分析中的序列比对和记录本质上还属于比较低层次的运算。现在对 NGS 得到的基因序列间及基因和表型间关系的分析，主要还处于基于特定目标的统计学分析和确证的阶段，能发掘出来的信息量相对于本来可能存在的信息来说非常有限。解码和记录基因序列远远不是最终目的，有能力发现和理解基因序列间及基因序列和临床（疾病）表型间的关系才最重要，也就是目前炙手可热的生命健康大数据，对现在的生物信息数据分析算法、工具和基础设施提出了新的挑战，我们需要引入大数据工具和基础设施来解决这些问题，例如 SAP 的内存数据库 HANA，甲骨文公司的 ExaData 一体化解决方案，或者 Intel 新一代的内存和存储技术 Optane。

4.3　业务模式

围绕着基因测序的产业链上中下游已经形成了一个完善的商业服务体系。产业链上游主要包括 DNA/RNA 提取试剂盒、建库、测序仪器等环节。产业链中游主要以测序服务为主，大体上可以分为科研测序服务和临床测序服务，也有一些公司提供直接面向用户的测序服务。产业链下游主要围绕基因数据进行软件开发、云计算服务等。

4.3.1　基因测序仪器制造

在基因测序仪器制造方面，全球有基因测序仪研发和生产能力的公司有美国的 Illumina 和中国的华大基因子公司华大智造，还有一些公司像 Life Technologies、Pacific Biosciences、454/Roche、Oxford Nanopore 等规模都较小或者已经退出一线企业行列。同时，新兴基因测序设备企业也在不断涌现，例如 Stratos Genomics 以可扩展核苷酸测序技术见长，Atlas Genetics 研制了一种可以快速实时地通过基因检测确定致病细菌是否携带抗药基因的技术。

4.3.2 基因测序服务

基因测序服务从客户分类可以分成面向科研服务、直接面向消费者以及面向医学诊断服务三种模式。

面向科研服务的基因测序服务以基因测序作为服务内容，由华大基因在其完成水稻全基因测序后提出，最早使用的是 MegaBACE 测序平台，在 Illumina 的第二代测序平台成熟后，华大基因进一步将基因测序服务推向了成熟。后来建立的百迈克和诺禾致源等以基因测序服务为主要内容的公司，和华大基因一起推动基因测序服务市场的发展。

直接面向消费者的基因测序服务公司有 23andMe、Accestry 以及国内的 WeGene 等，都是以基因芯片为测序技术平台提供服务。以芯片为技术平台的好处是测序相对固定，测序数据量较小，技术门槛相对较低，容易让普通消费者接受。同时，这类服务往往都避开较为敏感的医学诊断内容，为该服务模式的早期发展的一个重要基础。曾经由于缺乏相关法律，FDA 在 2013 年叫停了 23andMe 面向消费者检测疾病基因的服务，后来经过 23andMe 的努力，FDA 在 2015 年 2 月最终批准了第一个 23andMe 面向消费者的基因检测项目（Bloom 综合征）。随着肠道菌群的研究不断取得突破，国内外还出现了一些肠道菌群测序服务公司，例如美国的 uBiome 公司，可以给客户提供包括肠道菌群、皮肤和生殖道菌群检测服务,取得了一定的进展。

最后一类是以医学诊断为主要模式的基因测序服务,涉及的测序项目有之前提到的唐氏综合征筛查、肿瘤检测、罕见病检测、未知病原检测等。比较著名的公司有国内的华大基因、贝瑞禾康、安诺优达等;在国外,主要有 Foundation Medicine、Natera、Sequenom、Ariosa(2014 被 Roche 收购)、Illumina 的 Verifi 和 Invitae 等。这类公司提供的基因检测服务一般需要由医生开具诊断单,检测结果也由医生向病人解读。

4.3.3 软件开发与云服务

当前,测序硬件设备销售利润非常丰厚,但商业模式也正在发生改变。Oxford Nanopore 已经开始采用按测序样本数收取费用的服务形式,可以预见这将是未来一个重要商业服务模式。可以想象,当前医院的 CT、MRI 等影像设备已经开始以租赁分成的形式运营,甚至出现了第三方影像检测中心。同理,测序云服务中心也将会出现。用户将租用计算、存储资源一样租用测序能力,并且可以选择不同的测序平台、技术,甚至可以像选择云计算服务一样,通过竞价来快速获得测序服务。

当前,虽然各大测序仪硬件厂商都提供配套的分析软件,甚至华大基因还为用户提供专用的硬件计算一体机,但还是很难满足专业化或更深入的数据分析需要。随着基因数据的加速增长，软件需求只会越来越高。然而软件购买客户现在还主要是科研机构、生物科技公司和制药公司。由于基因分析的专业性和高度复杂性，软件工程师通常要和生物信息学家、生物学家紧密合作。甚至对于面向诊断相关服务模式的业务，还必须遵循美国健康保险方案（U. S. Health Insurance Portability and Accountability Act，简称 HIPAA）、欧洲通用数据保护条例（General Data Protection Regulation，简称 GDPR）等要求。严格的数据保护要求使基因测序相关软件开发成本较高，并具有一定的准入壁垒。

对于有实力的基因测序服务公司，一般都会选择自己建设数据中心，用于支持自身的基因测序业务。而对于初创企业，公有云服务是一个比较好的选择。公有云服务包括存储云服务和计算云服务两个方面。在存储云服务方面，Google 专门开发了 Google Genomics 云服务，用于对基因数据进行云存储，并提供符合全球基因组学与健康联盟（GA4GH）标准的应用编程接口方便应用开发者调用。Amazon 的 AWS 为著名的基因数据集 1000 基因组项目（1000 Genomes Project）提供免费的存储云服务支持。基因测序数据分析，主要包括原始测序数据处理、数据质量衡量、基因序列对比和注释、结果可视化等方面，可与其他生物及医学数据联合进行数据挖掘，分析其与疾病和药物研究有关的信息，促进精准医学的发展。

健康管理，不治"已病"治"未病"

5.1 应用场景

健康管理是变被动的疾病治疗为主动的自我健康监控，通过将物联网及人工智能技术广泛融合并应用于生活中，实现贯穿用户全生命周期的数据采集、监测，并对各项数据指标进行综合智能分析，服务于用户的健康管理，从而提高健康干预与管理能力，由"治已病"向"治未病"逐渐过渡，有效缓解医疗资源供需矛盾，并为持续改善全民健康水平提供更全面的支撑。

个人健康数据十分复杂，按照数据的来源可以分为生理数据（比如血压、脉搏）、环境数据（比如每天呼吸的空气）、社交数据等。基于个人健康数据，人工智能可以实现人们对健康的前瞻性管理，通过健康可穿戴设备实时监控人体各项生理指标，对潜在健康风险做出提示，并给出相应的改善策略。健康管理应用配合健康智能硬件理论上能实现人体的全面健康管理，但限于目前的传感器、硬件发展水平，以及相关疾病数据积累不足等因素，目前主要的应用范围是疾病预防、慢病管理、运动管理、睡眠监测、母婴健康管理、老年人护理等。

5.1.1　疾病预防

疾病预防应用通过收集用户的饮食习惯、锻炼周期、服药习惯等个人生活信息，运用人工智能技术进行数据分析，对用户的健康状况进行量化评估，帮助用户更全面准确地了解身体状况，并为纠正不健康的行为和习惯提供基础。例如，风险预测分析公司 Lumiata 的核心产品风险矩阵（Risk Matrix）能够为个体绘制患病风险随时间变化的轨迹，其核心引擎医疗图谱（Medical Graph）可以映射出当前和未来的个人健康的轨迹，并提供详细的临床基本原理。

5.1.2　慢病管理

慢病管理应用是作为医患沟通的桥梁，在减轻医生的工作的同时保证患者病情在已知、可控的情况下进行病情判断和处理。通过分析语义，理解指令，替用户记录当日检测的指标、饮食摄入情况等。当患者的数据发生变化的时候，人工智能可以及时发现问题，邀请医师或者药师人工介入。例如糖尿病管理系统可利用胰岛素泵和大数据来预测患者的血糖趋势，可在低血糖发作的 3 小时前向患者发出预警，更有效地减少血糖波动以及低血糖事件的发生。高血压管理系统可通过智能可穿戴设备（例如智能手表），像常规血压仪套袖一样通过充气来读取血压数据，并通过 WiFi、蓝牙等技术自动传输血压数据到互联网云端，反馈给医生和患者本人，进行数据分析和数据储存，也能实时读取心率，并在夜间用户熟睡时实时监控血压心率，以便在用户出现高血压或中风风险前及时提醒患者。

5.1.3　运动管理

运动管理在健康管理领域也拥有巨大市场。运动管理应用通过运动管理可穿戴设备（例如夹在跑步短裤背面的可穿戴设备），使用传感器及其算法以捕捉运动数据，通过计算每分钟的步数来测量节奏，也可提供有关骨盆垂直振荡的数据，帮助调整久坐带来的骨盆旋转和过度跨步的倾向，并支持识别和纠正骨盆下降的问题。

5.1.4　睡眠监测

睡眠监测应用是健康管理目前的重要方向，尚处于发展初期。芬兰制造商 Beddit Sleep Monitor 研发的睡眠监测设备可使用 BCG（心脏穿刺心电图）来测量心脏、肺和其他身体功能的机械活动，并可通过 iPhone 监控用户每日睡眠习惯，包括打鼾、睡眠时间、休息心率、呼吸速率、需要多久才能够入睡、起床次数以及进入深度睡眠的总时间等。该公司已于 2017 年 5 月前被苹果收购。Hello 公司开发的 Sense 睡眠监测设备，配有一个适合放在枕头内的小型跟踪器，可以在用户入睡后自动检测睡眠情况并进行打分，还会评测用户周围环境是否对睡眠质量造成影响。

5.1.5　母婴健康管理

人工智能在母婴健康管理领域的应用可以分为两方面，一方面是针对女性受孕前后的数据监测，通常会结合智能硬件或可穿戴设备，对个体的生理症状、情绪状态、睡眠等数据进行监测；另一方面是针对育儿知识的问答。从母婴健康到孕育新的生命，再到宝宝出生长大，包括个人形体变化、心理情感变化、育儿技能，甚至还要解决各种复杂的家庭问题。例如，Owlet 无线智慧袜能够监测宝宝的健康和舒适度，记录宝宝的心率、血氧水平、睡眠质量、皮肤温度以及睡眠位置等信息，可在侦测到婴儿异常心率或血氧水平时通知父母。Sprouting 研发的跟踪设备用透气材料制成，可绑在婴儿的脚踝处，内置的传感器可以跟踪婴儿的心率、皮肤温度、动作和位置，并估算婴儿此时所处的睡眠阶段，预测他们还要多长时间才会醒来，以及判断婴儿是否情绪稳定，且设备可以感知周围环境的声音、温度、湿度和光线，保障最佳的睡眠环境。

5.1.6 老年人护理

老年人护理系统主要针对老年人的养老生活，使家人可以远程了解老年人的状况，并在出现突发状况时及时进行救助。系统可通过分散在家中各处的 ZigBee 传感器收集数据，一旦检测到反常行为或突发情况，系统会通过微信等社交网络，立即通知家人或朋友采取必要措施。该系统是一个以传感器为主、基于云的感知型系统，简单说就是在家中装了多台传感器，随着日积月累不断地收集数据、分析数据，学习老年人的生活方式，建立起老年人的生活基线，一旦发生意外行为，系统就会给出提示，让家人在第一时间获知情况。例如，平时家中老人都是七点半起床，但今天八点还没有起来，系统便会给家人发送短信，提醒进行电话询问。

5.2　关键技术

健康管理产业内涵广泛，其技术体系主要包括智能医疗健

康设备、医疗健康业务与应用、安全三个方面，如图5-1
所示。

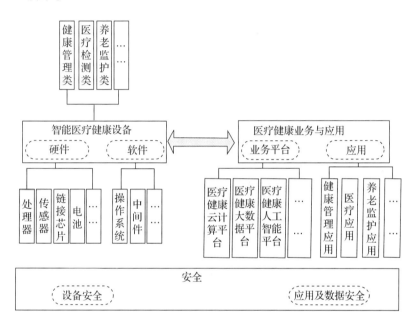

图5-1 健康管理技术体系架构

5.2.1 终端关键技术

医疗健康终端技术是精准量化人体的关键。健康管理终端通过与应用软件、云服务相结合实现对各种人体体征数据（血糖、血压、血氧、心跳等）的采集、传输等功能。健康管理终端对人体指标的精准量化是健康大数据分析的基础，其亟待突破高性能高可靠生物体征感知技术（包括智能传感、识别、算法等）、低功耗轻量级底层软硬件技术（包括低功耗芯片、操作系统、应用开发工具等）、低功耗广域智能物联技术（包括物联解决方案、协议栈、芯片等）等。

健康管理终端设备按照不同应用场景可分为健康管理类设备、医疗检测类设备、养老监护类设备等。

健康管理类设备主要包括健康手环、健康腕表、可穿戴监护设备等，对血压、血糖、血氧、心电等生理参数和健康状态信息进行实时、连续监测，实现在线即时管理和预警。

医疗检测类设备主要包括便携式健康监测设备、自助式健康检测设备等。便携式健康监测设备用于家庭、家庭医生、社区医疗机构的集成式、分立式智能健康监测应用工具包，便于个人、医护人员和机构在家庭和移动场景中实时监测各项生理指标，并能借助在线管理系统实现远程健康管理等功能。自助式健康检测设备用于社区机构、公共场所的自助式智能健康检测设备，便于用户在不同社区、机构中随时、随地、自助地完成基础健康状态检测，提升用户自我健康管理的能力水平。

智能养老监护设备主要包括用于家庭养老及机构养老的智能轮椅、监护床等智能监测、康复、看护设备，预防老年痴呆症患者走失的高精度室内外定位终端等，实现自主自助的养老功能，提高用户自主养老、自主管理的能力，提升社会和家庭养老资源的使用效率。

5.2.2　网络关键技术

网络层实现实时、可靠、安全的信息传输。网络层通过公网或者专网以无线或者有线的通讯方式将信息在感知层与平台层及应用层之间传递。在医疗健康方面，网络层的接入网主要涉及 WiFi、ZigBee、Bluetooth、UWB、Z-wave、NFC 和 IrDA 等短距离无线通信技术。核心网涉及有线网络技术和 2/3/4/5G、NB-IoT、LTE-M/eMTC、EC-GSM、LoRa 和 SigFox 等远距离无线通信技术。网络结构包括 "6LoWPAN 传感子网 + IP 网" 等方式。

健康管理通信技术包括 WiFi、蓝牙等短距离无线通信技术，也包括如 3G/4G 蜂窝通信技术的广域网通信技术。高速率业务主要使用 3G、4G 技术；中等速率业务主要使用 GPRS 技术。而 NB-IoT 蜂窝技术（窄带蜂窝物联网）作为全球统一移动物联网标准，依托蜂窝网络，建设覆盖广泛、低功耗、大连接的网络，是 LPWA 领域最佳的解决方案，能满足低速率业务的多种应用场景。NB-IoT 将使物联网真正走出通信碎片化的现状，助力医疗行业加速信息化升级。在工信部全面推进 NB-IoT 建设发展的政策下，我国 NB-IoT 网络部署进程加速。

中国电信和中国移动在 2017 年陆续完成了全球规模最大的 NB-IoT 网络建设。根据计划，2018 年中国联通也将在全国 300 个城市实现 NB-IoT 覆盖。工信部预测，2020 年我国 NB-IoT 基站规模将达到 150 万个，基于 NB-IoT 的 M2M 连接将超过 6 亿。伴随三大运营商大规模物联网网络部署，NB-IoT 的规模化推进或将成为物联网普及的重要突破点，NB-IoT 网络在医疗物联网领域将得到广泛应用。另一种蜂窝物联网技术 eMTC（LTE-M）具有移动性、多业务、中速率、低功耗、广覆盖等特点，与 NB-IoT 业务场景互补。中国联通和中国电信也开始 eMTC 网络试商用，发展节奏非常之快。

5.2.3 平台关键技术

健康管理大数据平台核心技术的发展进一步促进了医疗健康应用的创新，实现医疗健康数据的智能判读、分析和处理，提供便捷、精准、高效的医疗健康服务。当前，大数据平台关键技术包括数据采集技术、数据存储技术、数据平台技术、数据处理技术、数据表示技术等五大核心技术，实现对各类健康终端产品采集数据的有效储存，构建集动态血压、脑电、心电、心率、呼吸、血氧、血糖等生理数据的综合数据仓库，支持针对医疗数据的统计分析，支持针对人体生理指标及健康态数据的并行处理，支持并行机器学习算法（聚类、分类、回归等）及多种可视化的数据处理算法，实现可视化的应用建模；并提供 HDFS、NFS、CIFS 等接口供上层应用快速访问与文档调阅。

但是，健康管理大数据平台需要重点解决两大难题：

（1）健康数据的互联互通问题

现阶段健康管理终端产品多样且自成体系，采集到的健康数据和人体生理指标在不同医疗机构及平台中难以实现无缝衔接，基础信息和各种临床信息资源分散、重复、孤立，导致有效数据闲置、数据重复或不一致，很难得到充分利用。

（2）健康态评估数据质量控制问题

健康设备为人体健康大数据监测提供技术支撑，但在数据精准度的把控以及对复杂病况的科学识别上没有相关标准进行衡量，导致外界对监测数据的科学性和可靠性存在质疑，健康态评估工作缺乏数据质量控制的相关标准与规范。

5.3 业务模式

5.3.1 硬件销售模式

销售健康管理硬件产品是大多数企业切入健康管理的首要手段。目前，多数企业处于销售产品采集数据阶段，未来可能会提供下游的服务将患者管理起来。从行业发展来看，销售采集健康数据的终端产品竞争非常激烈，产品使用体验及后续服务是形成客户黏性的核心。例如，Entra Health Systems 作为全球第一个获批的无线血糖仪，在硬件产品上有先发优势，但是后续健康管理服务并未及时跟上，并未稳守住先发优势，未能成为移动健康管理的核心企业。

5.3.2 服务提供模式

服务收费模式通过提供针对性的健身指导、康复指导等获取收益，主要包含面向患者收费和面向医生收费两种。面向患者的收费模式是为患者提供慢性病管理服务，患者自费。面向患者收费的典型代表公司是东软熙康，为用户提供多种健康管理（包括慢病管理）服务，通过特色套餐，会员年卡等来收费。面向医生的收费模式在美国较为普遍，美国医保政策按服务质量付费后，医院受到医保的压力，有动力用最低成本帮助患者达到最优治疗效果，医院或者医生愿意为健康管理付费。面向医生收费的典型代表公司是美国的 Twine Health 搭建了高血压管理的医患互动平台，患者自己录入数据，与医院医生进行互动，公司对医院的价值在于降低了医疗机构大规模的资本支出，并通过长期病人病情跟踪降低住院和急救室的就诊人次。

5.3.3　数据整合模式

数据整合模式包括两种：一种为研究机构提供科研数据。通过对可穿戴等设备收集到的数据进行记录整理，并将数据输送给研发机构等获取收益。如 CardioNet 的监控中心凭借其积累的大量监测数据，提供给药企、高校研究机构、医疗器械公司等以进行药品研发、疾病攻克等用途。另一种为医疗机构提供综合性数据管理服务。通过为医疗机构提供数据获取、传输、存储、管理、分析等服务，帮助医疗机构更好地利用病患数据提升医疗效率与效果。

5.3.4　保险付费模式

目前阶段保险公司的付费意愿较强，通过健康管理服务可以有效地降低保险公司长期开支，所以此种模式是相对成熟的商业模式之一。服务提供商通过对投保人进行精准分析或提供医疗服务等，降低保险公司的理赔开支，从而获得收益。例如，WellDoc 通过其手机和云端糖尿病管理服务平台与保险公司合作，共同为糖尿病患者提供服务。患者可以通过 WellDoc 的健康应用软件便捷地采集和存储血糖值、饮食及用药等情况，管理系统也会对患者的血糖值波动、用药剂量和每餐糖分摄入量等数据进行分析，并发送给医护人员以便在需要时及时调整治疗方案。该系统可以有效地减少医疗保险公司的费用支出，已有保险公司表示愿为需要该系统的客户支付每月的使用费。CardioNet 的心脏监测系统可以帮助保险公司降低长期费用支出，因此美国联合健康保险公司与其签订了合作协议，为7000 万的医疗保险用户提供 CardioNet 的全部监测产品及技术服务。

医用机器人，诊疗、康复与服务

6.1 应用场景

医疗机器人技术是集医学、机器人、人工智能、生物力学、材料学、计算机图形图像等诸多学科为一体的新型交叉研究领域，已经成为国际机器人领域的一个研究热点。自1985年，研究人员借助PUMA560工业机器人完成机器人辅助定位的神经外科手术后，先进机器人技术在外科手术、影像定位、康复训练、护理服务、导诊咨询、医用教学、医院物流等多个领域得到了广泛应用，涉及的临床科室包括骨科、神经外科、心血管、胸外科、肝胆外科、颅颌面外科、泌尿外科等。这不仅促进了传统医学的革命，也带动了新技术、新理论的发展。

目前，根据医疗机器人的不同功能，可将其分为手术机器人、康复机器人、非手术诊疗机器人和服务机器人四大类。不同门类的医疗机器人又包括不同的子分类，如手术机器人中的神经外科机器人、骨科手术机器人、血管介入机器人，康复机器人中的智能假肢、外骨骼机器人和辅助康复机器人等。根据波士顿咨询公司的统计数据，手术机器人是医疗机器人中占比规模最大的产品，约有60%左右市场份额，其次是外骨骼、智能假肢等康复机器人，非手术诊疗机器人和服务机器人占比相对较小。

6.1.1 手术机器人

医用机器人手术数量从2005年的2.5万例达到2016年的65万例。80%的前列腺切除手术是由机器人完成的。手术机器人是一组器件的组合装置。它通常由一个内窥镜（探头）、刀剪等手术器械、微型摄像头和操纵杆等器件组装而成。据国外厂商介绍，目前使用中的手术机器人的工作原理是通过无线操作进行外科手术的，即医生坐在计算机显示屏前，通过显示屏和内窥镜仔细观察病人体内的病灶情况，然后通过机器人手中的手术刀将病灶精确切除（或修复）。机器人的最大特点是它具有人不具备的灵巧性，其基础在于：1）震颤过滤系统能滤除外科医生手部颤动；2）动作缩减系统能成比例（5∶1）缩减外科医生的动作幅度。

目前手术机器人在骨外科、神经外科、窥镜外科以及介入治疗等科室应用的最为广泛。机器人手术种类：在普外科中，胃部分切除术、阑尾切除术、胃造口术、乳房切除术等；肝胆外科的胆囊切除术、肝门空肠吻合术、胆总管造口术等；妇产科的子宫切除术、卵巢错位、子宫肌瘤切除术等；泌尿外科中，前列腺切除术、肾切除术、输尿管成形术等；胸心外科的心脏不停跳旁路术、瓣膜修复术、食管肿物切除术等。

6.1.2　非手术诊疗机器人

非手术诊疗机器人主要包括放疗机器人、胶囊机器人和影像机器人等辅助诊断治疗的机器人系统。放射治疗简称"放疗"，是目前治疗恶性肿瘤的重要手段之一。放疗机器人的图像引导治疗手段（Image-Guided Therapy，IGT），能够在施术中导航以及术后评估治疗效果，有效地降低手术的创伤、提高治疗的精度，使患者及早康复，减少复发可能性。其一般由影像引导系统、治疗计划系统以及治疗实施系统三部分组成。胶囊机器人是胃肠部检查的新型方式，这种方式避开了胃镜的插管，医护人员利用磁场技术对胶囊内镜实现体外遥控，受检者检验全程无须麻醉，可以做到无痛、无创、无交叉感染，检查后胶囊机器人随消化道排泄，一次性使用。影像辅助机器人则用于整合现有的多种成像系统，能够将 X 光、磁共振成像、超声成像、PET 等多种成像手段集于一体，并能够实现 360 度的全景成像并进行大范围的 3D 图像重建。影像机器人还包括帮助医生阅片的阅片机器人，可高效完成疾病筛查、定位病灶、定量标注、科学诊断等一整套医学影像识别流程，全面覆盖肺部 CT、骨龄、乳腺肿块、X 光等十几种常见的医学影像识别场景，并兼具快速的识别速度和极高的识别准确率，是未来人工智能与医疗健康结合的主要应用场景。

6.1.3 康复机器人

自 20 世纪 90 年代美国麻省理工学院 Hogan 教授带领团队研制出 MIT-MANUS 末端式上肢康复机器人后，机器人在功能康复与辅助方面的应用也得到了国际学术界、工业界及临床康复界的广泛关注，医疗康复机器人涉及人类生命健康的特殊领域以及潜在的经济市场，已经被多个国家列为战略性新兴产业。例如，美国和欧洲先后发布机器人发展路线图，都将医疗机器人列为优先发展方向。在美国机器人发展路线图中，医疗健康机器人被列为重点发展的 5 大类机器人领域之一，指出机器人系统将会应用于医疗健康所涉及的多个层面（从手术室到家居、从年轻人到老年人、从体弱/体残者到体健者、从常规手术到脱离人干涉的康复训练），以应对精准/微创手术、功能补偿与康复、老年服务等对医疗健康的新需求。欧洲机器人发展规划布局中明确指出，医疗机器人为医疗体系带来的变革堪比几十年前机器人技术对工业领域带来的影响，医疗康复机器人是应对人口老龄化、医疗资源需求增长的重点，医疗康复机器人产业将成为拉动经济增长的重要引擎之一。

6.1.4 医疗服务机器人

医疗服务机器人能够在限定的医疗环境中能够提供高精度、高强度、长时间的医疗服务，目前由于医护人员的缺少，服务型医疗机器人的需求越来越大。医疗服务机器人的工作重点也在于帮助医护人员分担一些沉重、烦琐的运输工作，提高医护人员的工作效率。如抬起病人去厕所或为大小便失禁病人更换床单等，一些医疗服务机器人还用来辅助护士完成实物、药品、医疗器械的投递工作。

6.2 关键技术

医疗机器人除了机器人的基础理论和关键技术，还包括机器人构型设计优化技术、运动模型、驱动技术、自动控制、传感器等。涉及医工交叉领域的、医疗机器人独有的关键技术包括人机工效、遥操作、空间定位、多模影像处理、人工智能、互联网大数据、VR/AR 技术。

6.2.1　人机工效学

国际工效学学会将人机工效学定义为理解人和系统中其他要素之间的交互关系，其理论、原则和方法主要应用于机器人设计过程中，目的是使人的健康和系统绩效达到最优的一门科学。它致力于设计和评估任务、作业、产品、环境及系统，以达到人的需求、能力和人的限制与系统中各要素间的兼容。

人机工效学与医疗机器人相融合，即通过计算机输入、输出设备，以有效的方式实现人与计算机对话的技术，相关技术包括机器通过输出或显示设备给人提供大量有关信息及提示请示，人通过输入设备给机器输入有关信息，回答问题及提示请示等。医疗机器人系统集成时一定要面向具体的医疗需求，如不同类型的手术机器人需考虑具体手术的应用问题，服务机器人需考虑患者的具体需求与体验，注意人机工效学的研究。如果医生不接受某个系统，理论工作做得再好、技术再先进也不可能得到推广应用，所以医疗机器人更强调"医生—机器人—患者"三者的共融。

6.2.2　遥操作

遥操作技术是指操作者在本地对主操控器进行控制，以完成对远端难以接近或特殊环境中机械的远距离控制。

根据控制系统性能和技术的先进性，遥操作机器人控制技术的研究经历了三个发展阶段，手工闭环控制、共享或监管控制、基于万维网的遥操作。远程手术是遥操作技术在医学领域的重要应用。

远程手术，是指外科医生能够在本地对一个遥远地方的病人利用仪器来进行手术治疗，可缓解偏远地区优质手术医生紧张问题，降低医疗成本，给许多生活在遥远或特殊环境中的患者以希望。由于远程手术中的操作对象通常是相对柔软的人体器官，远程手术遥操作对医疗机器人系统稳定性的要求更高，获得机器人与环境之间真实的力反馈更加重要。

6.2.3　空间定位技术

手术导航设备在微创手术中已获得广泛应用，可用于引导医生进行手术训练、制定手术计划、实时导航手术器械和减少病人创伤。手术空间定位系统将病人术前或术中影像数据和手术床上病人解剖结构准确对应，手术中跟踪手术器械并将手术器械的位置在病人影像上以虚拟探针的形式实时更新显示，使得医生的手术操作更加精确、高效、安全。

当前空间定位系统可分为 5 种。

（1）基于术前影像的导航系统，需要进行术前计划和术中注册跟踪。典型的术前 CT 导航系统可用于骨科、脊柱外科导航，典型的术前 MRI 导航系统可用于神经外科导航。

（2）C 型臂 X 线透视手术导航系统：无须术前、术中配准，可实时呈现图像解剖结构，获得手术器械相对病人的空间位置关系，医生可以据此推测手术器械的行进路径，是近年来的研究热点。

（3）超声可实时成像，安全方便，且费用低廉，目前常用于超声引导下的腰椎穿刺术、颅脑外伤手术、冠状动脉搭桥术等操作。但超声需要改进穿透深度和成像分辨率，和其他导航技术结合可以进一步改进导航精度。

（4）术中 MRI 可实时监测术中解剖结构的位移，能够彻底解决现有术前影像导航系统的术中影像漂移的问题。但其造价昂贵，需要专用的手术室且需要手术器械和设备具有磁相容性。

（5）内窥镜广泛应用于微创外科，医生可在内镜可视化图像引导下执行取活检、取结石、缝合等操作。导航系统也可以与内窥镜系统结合，在术前图像中显示内窥镜远端的探头位置和走向，如电磁导航支气管镜。

6.2.4　多模影像处理

近年来，医学影像已成为医学技术中发展最快的领域之一。除了各种新的医学成像方法的临床应用，多模影像处理技术也是未来医学图像处理技术发展的趋势,它能够将不同成像技术得到的信息进行互补。多模影像处理主要包括图像配准和图像融合、图像分割技术、三维医学图像的可视化等。

其中,医学图像配准是通过寻找某种空间变换,使两幅图像的对应点达到空间位置和解剖结构上的完全一致。要求配准的结构能使两幅图像上所有的解剖点,或至少是所有具有诊断意义以及手术区域的点都达到匹配。图像融合的主要目的是通过对多幅图像间的冗余数据的处理来提高图像的可读性,对多幅图像间的互补信息的处理来提高图像的清晰度。图像分割就是把图像中具有特殊意义的不同区域分开来,这些区域使互不相交的每一个区域都满足特定区域的一致性。医学图像的三维可视化对获取图像进行三维重建,通过二维滤波,减少二维断层图像的噪声影响,提高信噪比和消除图像的尾迹。采取图像插值方法,对医学关键部位进行各向同性处理,获得体数据。

6.2.5 人工智能技术

人工智能是当前科学技术发展中的一门前沿科学。人工智能广泛应用于医学领域,在临床医疗诊断、神经网络技术、中医学、专家系统以及医学影像诊断中均得到应用。随着科学技术的发展，人工智能技术在医疗诊断中的应用将越来越广泛，越来越重要。目前人工智能已可用于眼科、内科、肿瘤等多种疾病的影像诊断，还可根据某领域一个或多个专家提供的知识和经验，进行推理和判断，模拟人类专家的决策过程，解决领域中的医学问题。人工智能对肺病、胃癌、甲状腺癌变、乳腺癌、皮肤病等多个病种的医学图像检测效率和识别精度都可以达到甚至超越专业医生水平。人工智能可以大幅提高读片效率，以及减少人为失误。以肺病为例，针对平均超过 200 层的肺部 CT 扫描图片，医生人工筛查需要 20 分钟甚至更长，而人工智能仅需数十秒。

此外，人工智能还广泛应用于服务机器人、诊断机器人等多个方面，成为临床医生的合作伙伴，帮助医生承担诊前问询、自动化检测等工作，使医生有更多时间可以与患者互动。如社会辅助机器人（SAR）通过可穿戴传感器、照相机感知用户活动，有望为儿童、老年人、中风患者和其他需要个性化护理的人群提供治疗（见图 6-1）。中医智能机器人首先通过机器人的视觉系统采集人体的面像和舌像，通过机器手臂或手环采集人体的脉搏，利用先进的计算机视觉、机器学习、人工智能和深度学习算法，智能判读人体的面像、舌像和脉搏数据，再结合问诊信息，最后通过中医医理模型推断人体的整体健康体质类型，并根据具体情况提供个性化的康复建议，包括保健原则、饮食药膳、起居养生、穴位按压、中医功法和音乐疗法等。

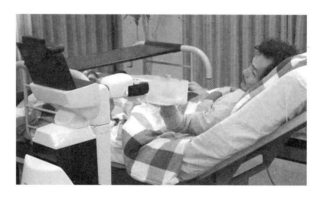

图 6-1　护理机器人

6.2.6　医疗大数据

医疗大数据是面向医疗方向的数据库技术，其面向电子病历、医学影像、医院视频等多种类型的数据，包括面向医疗电子病历的结构化信息抽取、面向医学影像的数据分析、面向医院监控视频的智能分析等。"大数据"概念最早由维克托·迈尔·舍恩伯格和肯尼斯·库克耶在编写《大数据时代》中提出，指不用随机分析法（抽样调查）的捷径，而是采用所有数据进行分析处理的方法。大数据有 4V 特点，即 Volume（大量）、Velocity（高速）、Variety（多样）、Value（价值）。

大数据技术在医疗领域的技术层面、业务层面都有十分重要的应用价值。在技术层面，大数据技术可以应用于非结构化数据的分析、挖掘，大量实时监测数据分析等，为医疗卫生管理系统、综合信息平台等建设提供技术支持；在业务层面，大数据技术可以向医生提供临床辅助决策和科研支持，向管理者提供管理辅助决策、行业监管、绩效考核支持，向居民提供健康监测支持，向药品研发提供统计学分析、就诊行为分析支持。

6.2.7　虚拟现实/增强现实技术

虚拟现实（Virtual Reality，VR）是综合利用计算机图形学、光电成像技术、传感技术、计算机仿真、人工智能等多种技术，创建一个逼真的，具有视、听、触、嗅、味等多种感知的计算机系统。人们借助各种交互式设备沉浸于虚拟环境之中，与虚拟环境中的实体进行交互，产生等同于真实物理环境的体验和感受。

由虚拟现实技术的进一步发展产生的增强现实技术（Augmented Reality，简称 AR）是一种将真实世界信息和虚拟世界信息"无缝"集成的新技术，是把原本在现实世界的一定时间空间范围内很难体验到的实体信息（视觉信息、声音、味道、触觉等），通过计算机等科学技术，模拟仿真后再叠加，将虚拟的信息应用到真实世界，被人类感官所感知，从而达到超越现实的感官体验。真实的环境和虚拟的物体实时地叠加到了同一个画面或空间，从而同时存在。

虚拟现实/增强现实（AR/VR）是康复机器人应用中的重要技术（见图 6-2），利用物联网搭建的虚拟环境，部分或全部去掉现实中的真实环境，利用传感即运动跟踪技术实现用户与虚拟世界的交互。虚拟现实技术为康复治疗提供了重复练习、成绩反馈与维持动机三个关键环节的技术手段，设置合理的虚拟环境及有效的信息反馈，患者可以对自身状况进行客观评估，从而大大提高了康复训练的效果。

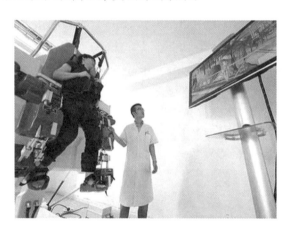

图 6-2　康复训练机器人

6.3　业务模式

医疗机器人是当前机器人行业和医疗行业发展的最热点，根据波士顿咨询公司的统计数据，截至 2016 年 1 月，全球医疗机器人行业每年营收达到 74.7 亿美元，预计未来 5 年年复合增长率能稳定在 15.4%，至 2020 年，全球医疗机器人规模有望达到 114 亿美元，成为第二大机器人市场。其中，手术机器人占 60% 左右市场份额，规模最大，其次为微创放射性手术系统，约占 20%。急救机器人、外骨骼机器人、辅助康复机器人、非诊疗类医疗机器人等占比均较小。2014 年，中国医疗机器人市场规模约为 0.65 亿美元，占全球行业市场份额的 4.96%，随着国内技术的提升及智慧医疗和数字医疗的发展，2017 年医疗机器人市场规模达到 1.13 亿美元，在全球市场份额占到 5% 左右。

6.3.1　手术机器人业务模式

从全球市场来看，波士顿咨询公司数据显示，预计到 2020 年，全球医疗机器人规模有望达到 114 亿美元。其中，手术机器人占 60% 左右的市场份额。

大多数的手术机器人主要由外科医生所控制，可依据外科医生在手术过程中起到的作用，将手术机器人系统分为两类：

A 类：手术参与机器人系统（Surgical CAD/CAM）；

B 类：手术辅助机器人系统（Surgical Assistants）；

其中，A 类系统中医疗机器人主要参与和完成整个手术的过程，包括切除和缝合等。手术医生起到指导和辅助的作用；

B 类系统中医疗机器人主要起到辅助医生进行手术的作用，包括术前规划、术中定位等。A 类系统的手术参与度最高，设计需要考虑的临床医学问题比较多，研发周期较长。另外这类系统在相当程度上会改变传统的手术模式，导致医生的学习难度较大；B 类系统的手术参与度与 A 类相比较低一些，设计难度相对较低、研发周期相对较短，医生的认可接受度比较高。

da Vinci 是目前应用最为广泛的医疗机器人系统，在全球范围内完成超过 200 万例手术，售出 3000 多台。目前已开发出五代系统：标准型（1999 年）、S 型（2006 年）、Si 型（2009 年）、Si-e 型（2010 年）和 Xi 型（2014 年）。最新的 Xi 型系统进一步优化了 da Vinci 的核心功能，提升了机械臂的灵活性，可覆盖更广的手术部位；此外，da Vinci Xi 系统和 Intuitive Surgical 公司的萤火虫荧光影像系统兼容，这个影像系统可以为医生提供实时的视觉信息，包括血管检测、胆管和组织灌注等。目前已经商业化的手术机器人主要为神经外科机器人、骨科机器人、血管介入机器人、窥镜手术机器人等。

（1）神经外科手术机器人

神经外科手术机器人主要用于脑外科手术，主要用于对脑部病灶位置精确的空间定位以及辅助医生夹持和固定手术器械等。神经外科手术一直存在手术空间小、定位困难等痛点，同时由于手术一般需要对特定神经组织部分进行操作，因此操作需要十分精确。而外科医生一般很难达到所需要的精度。因此，利用机器人在医疗影像指导的基础下做精准动作的手术成为大多数医生倾向的手术方式。神经外科手术机器人可以有效提高手术的精准率，超越人手的精准、灵活和持久的极限。而且在脑肿瘤、脓肿和血肿等疾病治疗中，相比于传统的开颅手术，患者也更愿意接受机器人微创的治疗方法。

目前已投入商业化应用的典型的脑外科机器人有英国 Renishaw 公司的 NeuroMate、美国 Mazor Robotics 公司的 Renaissance、美国 Pathfinder Technologies 公司的 Pathfinder 和法国 Medtech 公司的 Rosa。

（2）骨科手术机器人

骨科手术机器人的出现可以辅助医生，更好地了解和认识手术的位置。在术前医生可以根据病人的情况提前规划好患者的手术位置和路径，在手术过程中不用再多次拍摄 X 光。将机器人技术运用于骨科手术的研究最早开始于 1992 年，其主要目的是完成髋关节置换手术过程中的手术规划和定位。随后骨科手术机器人的应用范围得到不断的扩展。目前骨科手术机器人系统主要用于人体髋关节、膝关节和脊柱的置换或修复手术。

髋关节假体的准确植入是评价人工全髋关节置换手术质量、术后功能恢复的关键因素。而骨科手术机器人可以准确完成假体的定位和安放，提高了手术的成功率；在全膝关节置换手术中，骨科手术机器人的导航系统解决了小切口影像准确的截骨定位定向、假体植入及术中下肢力线重建等问题，提高了手术精确性；在脊柱修复手术中，由于脊柱的解剖结构复杂，毗邻重要血管神经，手术难度和风险性很高。骨科手术机器人可以作为一种更安全有效的辅助技术被广泛地应用于脊柱手术。

目前已投入商业应用的机器人包括美国 Curexo 公司的 Robodoc、美国 Mako 公司的 RIO、中国天智航的天玑骨科手术机器人等。

（3）血管介入手术机器人

血管介入手术是指医生在数字减影血管造影成像（DSA）系统的导引下，操控导管（一种带有刚性的软管，内有导丝）在人体血管内运动，对病灶进行治疗，达到溶解血栓、扩张狭窄血管等目的。介入治疗手术目前主要用于诊断和治疗各种心血管疾病，如冠脉介入治疗。传统血管介入手术依靠 C 形臂透视及造影剂增强成像，存在 3D 图像信息丢失和加重肾脏负担问题，同时操作者长期暴露在 X 射线辐射中承担了较高的职业危害风险。机器人辅助血管介入系统具有明显减少操作者 X 射线暴露、成像定位精准、操作准确稳定的优点，在减少器械与血管壁接触、降低操作颤抖的同时，提高介入治疗精度、增加操作者舒适感。

目前已经商用化的血管介入机器人系统包括美国 Hansen

Medical 公司的 Sensei Xi，美国 Stereotaxis 公司的 EPOCH 等，Sensei Xi 手术机器人系统中，医生通过操作力觉反馈设备，控制远程的导管机器人完成对导管的推进，导管末端装有力觉传感器，可以让医生感触到导管对血管壁的作用力，以实现对导管的操控。EPOCH 手术机器人系统中，其通过磁力推进一种特殊的柔性导管，来实施血管介入手术。

（4）窥镜手术机器人

窥镜手术机器人被用于完成心脏外科、泌尿外科、胸外科、肝胆胰外科、胃肠外科、妇科等相关的微创窥镜手术。微创窥镜手术是最典型的微创手术，微创手术方式的出现，改变了传统外科手术需要切开较大的创口放入手术工具的模式，而是通过一个或多个小创口将手术工具和影像设备送入手术部位而完成手术操作。由于创口减小，手术疼痛减轻并减少了镇痛药物的使用，患者的住院恢复时间得到了极大缩短。

早期的窥镜手术主要被用于直肠、尿道等部位的检查，随着超声、激光等技术的不断应用于窥镜的研制，其应用也不断扩展到消化道、鼻腔、泌尿系统、呼吸道、妇科、腹腔甚至眼科等几乎所有类型的普通外科手术中，可以选择性地进行病灶剔除，如息肉、肿瘤、结石等，保留器官的完整性。随着技术的不断进步和更新，窥镜技术与其他新兴技术相互融合，衍生出更强大的功能，比如已经问世的 3D 内窥镜和胶囊内窥镜。

目前，代表性的窥镜手术机器人包括美国 Intuitive Surgical 公司的 da Vinci，英国 Freehand 公司的 Freehand，加拿大 SPORT 公司的 SPORT 和意大利 SOFAR 公司的 Telelap ALF - X 等。

6.3.2 非手术诊疗机器人业务模式

（1）放疗机器人

放疗机器人典型产品如 CyberKnife 射波刀，射波刀是一种新型的全身立体定向放射治疗设备，用于治疗各种类型的癌症及体内肿瘤。由美国斯坦福大学 Adler 教授研发，拥有精密、灵活的机器人手臂，可于患者移动时和手术中即时自动追踪、检测及校正肿瘤，以及输送精确、高剂量的辐射同时保持患者呼吸正常。这个 6 自由度级的精密机械手臂，为治疗提供了最佳的空间拓展性及机动性，真正实现从任意角度进行照射，减少了肿瘤周围正常组织及重要器官的损失。CyberKnife 系统目前是世界上第一个也是唯一投入商业应用的智能机器人放射外科手术系统，它可以以次毫米精度治疗机体各个部位的肿瘤。目前已治疗 2000 多例肺癌患者。

（2）影像系统机器人

影像系统机器人的主要业务模式可参考西门子第三代 Artis Zeego 医用血管造影 X 射线，可用于心血管、神经系统及全身血管造影和介入治疗。Artis Zeego III 采用了多轴 C 型臂平板探测器血管造影系统，能够实现360度全景成像和大范围3D重建，提升了图像质量；美国 Auris Surgical Robotics 公司则开发了一款专注于腔内手术成像的机器人产品，比如喉咙、肺和胃肠道系统的手术，使内窥镜检查手术更容易。外科医生能够对该机器人进行远程控制，并能看到安装在内窥镜上的微型摄像机所拍摄的图像，从而不再需要依赖外部成像，如CT扫描或X线透视。

阅片机器人可应用于甲状腺结节超声、宫颈癌筛查、肺部疾病筛查等图像诊断领域，是人工智能、医疗大数据和医疗机器人结合的典型。中国在该领域的发展走在了世界前列，如中国的深思考阅片机器人，其基于宫颈细胞学领域知识，通过深度学习、机器学习、医学图像处理等技术提取宫颈细胞的关键特征、自动分割团簇重叠细胞、快速识别涂片上病变细胞的分级类别，能有效地辅助医生筛查，明显提高阅片效率、提高病变细胞的敏感性与特异性，实现宫颈细胞涂片的辅助阅片。中国啄医生阅片机器人可应用于包括肺部结节、X光疾病筛查、骨龄检测等多个领域，它结合最新人工智能算法，能够实现相似病例检索和医学影像智能诊断，极大地帮助医生进行定位病症、分析病情和指导手术。

（3）胶囊机器人

胶囊机器人是一种能进入人体胃肠道进行医学探查和治疗

的智能化微型工具，是体内介入检查与治疗医学技术的新突破。目前商用化的胶囊机器人只局限于诊断和测量。CoreTemp（美国，HQ 公司）是最早通过美国食品药品监督管理局认证的胶囊机器人，它采用无线通信方式进行体温的实时监测和记录。胶囊内窥镜是胶囊机器人的典型应用，其避开了胃镜的插管，医护人员利用磁场技术对胶囊内镜实现体外遥控，受检者检验全程无须麻醉，可以做到无痛、无创、无交叉感染，检查后胶囊机器人随消化道排泄，一次性使用。以色列 Given Imaging 公司的 PillCam 是目前全球应用最广泛的胶囊机器人，其最新系统能以 14 帧/s 的速度发送高清彩色图像，全球已有超过 25 万患者使用。NaviCam（中国，安翰光电技术公司）于 2013 年获得医疗器械注册证，目前已在国内十余家医院使用。NaviCam 由巡航胶囊内窥镜控制系统与定位胶囊内窥镜系统组成，采用磁场技术对胶囊在体内进行全方位的控制。由中国金山公司开发的胶囊机器人，采用 MEMS 技术，医生可对机器人的姿态进行控制，对可疑的病灶进行多角度观察，并可以采集病变组织样本、释放药物等。

6.3.3 康复机器人业务模式

康复机器人涉及的领域非常多，其多面向脑卒中、脊髓损伤等造成的神经损伤患者。目前研究者们已成功研发了一系列的功能康复机器人系统、智能假肢及外骨骼机器辅助系统，来帮助功能残疾和障碍患者恢复或补偿丧失的肢体运动功能。除了最常见的运动功能康复外，还有心血功能康复、认知功能康复、智能假肢等。由此我们可将其分为运动功能康复机器人、心血功能康复机器人、认知功能康复机器人和智能假肢。借助康复机器人，通过理疗、作业、运动、游戏等疗法可以减轻、弥补和重建人的功能障碍。针对不同康复期的患者，康复机器人提供差异化的训练，缩短康复时间，提高康复效果。

（1）运动功能康复

运动功能康复主要针对残疾、年老、行动不便的人群。在众多康复系统中是需求量最大的一项，主要包括外骨骼机器人和康复系统。

外骨骼机器人是一种可穿戴的机械结构，以重复运动的物理系统进行康复训练，可以辅助或者恢复患者腿部的行走移动，或者通过这种方式提高下肢运动障碍患者的生活质量。按照应用场合分类，外骨骼机器人分为负重型外骨骼（助力外骨骼）和动力矫形器。负重型外骨骼用于增加穿戴者的负重能力，其一般通过机械结构支撑或者分担加载到人身体上的负重。动力矫形器类的外骨骼机器人用于为有运动障碍的病人或老年人提供支撑、辅助或者矫正，帮助他/她们恢复运动能力。国际上比较有代表性的研究成果和产品，比如美国的 ReWalk

系列和 eLEGS 等。外骨骼按照结构又可以分为单关节外骨骼和多关节外骨骼。

随着临床探究的深入以及科技创新的发展，外骨骼技术在国外已经成型并广泛应用于临床脊髓损伤、脑损伤患者等助行设备中。目前最为典型的外骨骼式康复机器人产品有瑞士苏黎世联邦理工学院的 ARMin 上肢康复机器人和 Lokomat 下肢康复机器人、美国 ArgoMedical Technologies 公司的 ReWalk 机器人、美国 Ekso Bionic 公司 EksoGT 下肢外骨骼机器人、中国大艾公司的 Ai-Robotics 外骨骼机器人等。

康复系统是一套完整的软件训练系统，借助传感器获取人体关节的空间坐标并捕捉节点运动轨迹，使患者的康复训练过程更加形象、直观、高效。医生可随时进入康复系统的数据库查询患者的康复状态并更新康复训练内容，在软件前端显示并提供给用户使用。康复系统融入了多样的康复训练方式和训练游戏，让患者不用再面对单一的治疗师进行枯燥、重复的锻炼，而是包含大量难度不同的训练游戏等趣味性更足的康复训练。如美国麻省理工大学的 Manus 针对急性和慢性卒中的康复系统，通过训练游戏对患者的手臂进行恢复训练，并实时记录患者在康复训练过程中积累的相关参数，北京航空航天大学开发了一款下肢康复训练系统，其基于微软 Kinect 的虚拟现实技术对老年人的人体步态分析进而恢复老年人的运动功能。未来将康复系统引入社区或家庭，可以有效缓解医院医疗资源的紧张，还可以获得大量的康复数据，为相关疾病康复研究提供了数据基础，提高康复训练的信息化。

（2）智能假肢

智能假肢通过采集残存的肌肉收缩肌电信号，在训练中建立肌电信号与假肢关节运动的对应关系，从而实现智能化模拟真实肢体运动。20世纪90年代，纽约州立大学的Chapin等人第一次通过实验证实了利用脑皮层神经元集合信号可以控制机械手臂运动。目前，智能假肢研究重点主要包括两个方面：智能肢体的设计与控制，以及基于多传感器融合的人体运动意图识别研究。前者主要关注如何利用智能仿生技术设计假肢的机械结构和控制方法，使假肢关节在行走过程中具有更接近于人体关节的力学特性；而后者则关注如何根据采集的人体生理信号和假肢传感器信号识别出人的运动意图，并根据识别结果调整假肢的控制参数，以实现自然、流畅、稳定的行走。

目前，在智能假肢领域较成熟的产品有冰岛Ossur公司的Rheo大腿假肢和膝关节离断智能假肢、德国Otto Bock公司的Cleg智能假肢、英国Touch Bionics公司的i-limb智能假肢等，国内的相关研究主要在各大高校，其中北京大学、清华大学、上海交通大学、华中科技大学、河北工业大学以及国家康复辅具研究中心等多家单位开展了智能假肢的研究工作并取得了进展。

（3）其他康复机器人

康复机器人的应用领域还包括心肺功能康复、语言功能康复、认知功能康复等其他类型的康复机器人。

心肺功能康复机器人。在心肺功能康复领域，主要是应用于心力衰竭患者的治疗，传统的治疗方式主要是植入式心室辅助装置（VAD），但这种装置在使用时会与血液直接接触，患者必须提前服用血液稀释剂以避免凝块产生。而采用可定制的软体机器人可以模拟心肌收缩，帮助心血管系统正常运转而不需要与血液直接接触，从而节省了使用稀释剂的费用，也降低了感染的风险，但目前该研究还处于测试阶段，未投入使用。

认知功能康复机器人。在认知功能康复领域，近年来由于认知功能退化的患者越来越多，除了采用传统的精神药物对其进行控制外，使用宠物机器人、人形机器人进行物理治疗是一种新型的治疗手段。其中，基于动物疗法的宠物机器人已经被应用在了一些医疗和养老机构里，这类康复机器人能够最大限度地模仿真实的宠物和人互动，能改善老年痴呆患者的行为和心理状况，减少精神药物的使用。人形机器人的陪伴治疗也被应用于自闭症儿童的治疗中，由于机器人的面部表情单一，更容易获得患者的信任，从而得到更好的治疗效果。

语言功能康复机器人。脑卒中患者常见的并发症有失语症，会导致患者出现相应语言功能的障碍。失语症是指患者意识清晰、正常、发音和构音器官无障碍，但由于脑部病损而使其缺乏或丧失理解及语言运用能力。语言功能康复机器人严格意义上是一种对话软件，通过采用图像和手势与患者之间建立跨越语言的联系，患者可以通过表情组合与别人沟通，后台可以翻译为相应的文字进行信息发送，使用起来非常方便快捷。

6.3.4 医疗服务机器人业务模式

医疗服务机器人包括三类：远程医疗机器人、物品运输机器人和药房服务机器人。远程护理机器人如美国 iRobot 公司和 InTouch 公司合作开发的 RP-VITA 远程医疗机器人，其具有自主导航功能，能够根据远程指令自主运动、避障、进出电梯等。

物品运输机器人如 Helpmate、Hospi、TUG、Swisslog 等，能够实现自主路径规划、避障、充电、物品运输等。还有护理机器人，能够帮助医护人员确认病人的身份，并准确无误地分发所需药品；服务机器人还可以替代护士送饭、送病例和化验单等；美国运输研究会研制的 Helpmate 机器人，可以 24 小时地在医院里完成运送食物和药品的工作，与工厂所用的自动输送车不同，这种机器人不是沿着固定的轨道网络行走，而是基于传感器和运动规划算法实现自主行走，适合于部分结构化的环境，系统也能处理传感器噪声、误差和定位错误，发现并避开障碍物。日本机械工程研究所开发的"MELKONG"护理机器人专门用来照顾那些不便走动的病人，为了送这种病人去卫生间或浴室，通常需要两名护理人员，劳动强度大，该机器人可以轻松而平稳地将病人从床上托起，并将其送往卫生间、浴室或餐厅，平时该机器人由护士操纵，但在夜间，病人也可以通过操纵手柄进行控制，一些关键的技术，如停靠、行走、抓取、液压执行器、能源供给、人机界面等问题都已得到解决。

远程医疗机器人智能导诊机器人和电子查询机不同，它可以通过积累、更新数据，能够不断解答人们提出的新问题，可以高效填补医院中巨大、复杂的信息服务需要；进一步还涌现出配药、采血等多种服务型机器人以满足医院中日益增长的人员需求；将来，医疗服务机器人还可以检查病人体温、清理病房，甚至通过视频传输帮助医生及时了解病人病情。

工业互联网，生物医药发展新方向

工业互联网作为新一代信息技术与制造业深度融合的产物，日益成为新工业革命的关键支撑和深化"互联网＋先进制造业"的重要基石，对未来工业发展产生全方位、深层次、革命性影响。工业互联网通过系统构建网络、平台、安全三大

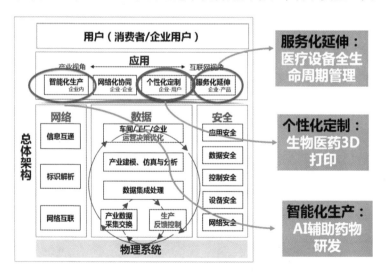

图7-1 生物医药工业互联网应用场景

功能体系，打造人、机、物全面互联的新型网络基础设施，形成智能化发展的新兴业态和应用模式。当前，发展工业互联网，推动生物医药产业升级发展，已经成为大势所趋，主要应用场景包括医疗设备全生命周期管理、生物医药增材制造（3D 打印）、人工智能辅助药物研发等（见图 7-1）。

7.1　医疗设备全生命周期管理

7.1.1　发展背景

医疗设备技术含量大，用于诊疗、检验、康复保健等方面的设备结构及原理复杂，设备品种繁多，涉及面广，医疗设备智能管理为这些复杂设备的有效管理提供了发展契机。近年来，随着我国卫生主管部门对等级医院管理中医疗设备质量管理要求的提高和相关规章制度的逐步完善，医疗设备质量安全及风险管理工作逐渐成为各级医院保障临床工作安全开展的重要组成部分。很多医院在医疗设备管理中引入了设备全生命周期智能管理的概念，建立设备全生命周期数据库，通过对设备生命周期数据库信息的分析，提高设备采购、使用维护、质量控制的效率，为保障设备安全运行等方面提供有力的数据支持。

医院设备的使用情况能够在一定程度上反映医院的现代化

程度、技术水平和诊断能力。移动设备使用的安全性及有效性的提高也需要医疗设备的智能管理。智能管理有助于医疗设备相关管理部门之间在进行系统管理的同时建立实际联系,防止信息孤岛。有效的信息系统能够促进设备管理信息的收集和存档,促进管理规范化,提升医院的管理效率。医疗设备智能管理除了设备的日常信息管理外,还须对采购信息、质量控制情况、维修情况等进行系统化的动态管理,只有将上述内容进行合理有效地利用与组织,才能实现在用医疗设备管理的智能化,为专业用户提供医疗设备管理及医学工程相关服务。医院内部的智能管理,特别是定期的巡检、保养及计量等信息还能及时保障设备的安全使用,提高医疗质量及医疗安全。

在医院的日常运行中,耗材的管理也经常面临高值耗材非流程性流入和未经准入就进入临床等问题;仓库管理面临库存太多造成资金占压和库存过少需临时性补货等问题;此外,查询设备历史记录困难,三证管理问题也频频制约着医疗设备的使用效率和维护效率。建立医疗设备精细化管理系统,对医院的大型医疗设备、小型设备进行精细化管理,使院所设备管理高效化、便捷化、精细化,通过完整准确的数据分析,提高院所设备使用效率,建立科学的采购评价体系,合理配置资源,降低设备使用成本,实现设备的精细化管理,开源节流,势在必行。同时,实现医疗设备智能管理也是提高医院经济效益的重要手段。

在各大医院中，设备科管理医院的医疗器械和资产使用，一举一动都牵涉医院的经济利益，管理得当将节省维修养护资金、减少资产运行风险，带来超乎想象的管理效益。而医疗设备智能管理，即全生命周期管理是对医疗设备的生命周期进行全程管理的一个过程，其最终目的就是达到设备在生命周期内所花费用最少，而综合效益最高的目标。对设备的申购计划、招投标、采购、运营、维修保养、淘汰报废等各个环节进行科学的全生命周期管理，从而实现科学规范的设备维修养护，极大地降低设备养护成本；提高医疗设备利用率、故障率、维修率、闲置率等指标的统计分析效率；变设备三证（即生产许可证、注册证、经营许可证）静态管理为动态管理，完全杜绝安全隐患；实现远程管理，实现对分院等分支机构的管理。

7.1.2 关键技术

医疗设备智能管理，涵盖整个医疗设备和配套的医用耗材从入院到报废阶段的全生命周期管理过程，主要包括：医疗设备管理、普通耗材管理和高值耗材管理，具体包括：

1、设备分类档案：医疗器械分类编码（68 码）、各区域财政部编码、院内编码；

2、设备申购管理：年度计划、申请、审批、招标、合同、档案、采购验收等；

3、设备资产管理：资产卡片、条码、分户电子账、转科、报废、折旧、盘点等；

4、设备维修管理：科室报修、维修处理、验收、维修费用统计、工作量统计、维修故障统计；

5、设备保养管理：保养计划制定、保养计划实施、工作提醒、费用及工作量统计、移动设备跨科室、跨院区有偿拆借；

6、质量控制：计量合格记录、计量档案查询、设备巡检、急救设备管理、不良事件上报；

7、效益分析：单机效益分析、科室效益分析、各类分析对比图；

8、工作提醒平台：合同及付款提醒、报修及保养提醒、计量到期提醒。

医疗智能管理就是以医疗设备的生命周期为核心，运用智能手段，结合医疗单位其他的一些信息系统实现对医疗设备的精细化管理。医疗单位作为使用单位，医疗设备的生命周期不包括预研、设计、定型、生产的出生过程。对于医疗单位而言，医疗设备的生命过程主要是指设备出厂后的过程，包括：论证、立项、再论证、招标、谈判、签订合同、安装培训、验收、付款、使用、维修维护、计量检测（定标）、档案管理、效益评估、转移、报废、处置等。根据性质不同一般可将流程分为计划管理、采购管理、安装与交付、使用管理、财务资产、信息与安全管理等 6 个方面。

计划管理包括前期论证、立项、预算制定、审批。由于医疗单位的性质和隶属关系不同，立项和审批的途径、要求和方法也不同。采购管理包括详细论证确定具体采购要求，（招标）采购、合同签订、生产和运输的追踪等内容，一般单位很少关注生产和运输的跟踪环节。安装与交付包括场地及安装前的准备，使用许可，安装，首次计量的检测，使用培训，验收，直至交付使用。使用管理从操作规程与制度的制定开始，包括安全评估、维护维修、巡检管理、计量检测、定标、升级、变更等，这个环节是时间最长、管理细节和内容较多的部分。财务资产管理包括付款、更新、转移、报废、处置，档案管理、成本核算、效益分析与评估、数据统计等。信息与安全管理包括各种权限、信息的管理，防干扰、防病毒、防攻击，确保设备、病人的信息安全。

要实现全生命周期的管理，就是以设备为核心，要将上述的整个过程全部纳入信息系统中。管理者随时可以查询到某一台设备从到货开始在单位中的所有使用过程信息，同时了解所有设备的状态和效益等，真正做到账卡相符，资产不流失、不错管。在全生命周期监管过程中，系统应采用软硬件结合的方式，利用对医疗设备的使用过程和设备状态进行实时统计和分析等核心技术，融合 HIS、HRP 等系统的基础数据，实现对医院所有的医疗设备从采购、使用效率、成本和效益、维修和维护、报废评估等方面进行全生命周期的精细化管理，为医院全面评估医疗设备的使用情况提供依据，为采购医疗设备提供准确的评价数据。例如，影像类设备管理针对放射类、超声类、内镜类大型设备，分别从单机效益、预防性维护、设备报修、故障维修、设备盘点等方面进行精细化管理。生命支持类设备管理针对急救类、超声类（便携式等）、功能检查类小型设备，分别从使用状态、使用效率、实时数据、实时报警、预防性维护、设备报修、故障维修、设备调配、质量控制、计量管理、设备盘点等方面进行精细化管理。

同时，在医疗设备基础设施端通常配置三级管理系统，分别包括前端数据采集系统、数据传输网络和数据实时监测反馈系统。前端数据采集系统即多种大型医疗设备，如 CT、核磁共振、DR 系统、CR、工频 X 光机、推车式 B 型超声波诊断仪、呼吸机、高压氧舱、直线加速器等医疗设备。数据传输网络包括有线网络、WiFi、4G 网络、5G 网络。利用有线网络具备大带宽、低时延和高可靠特性等特点，利用 WiFi 布线容易、组网灵活和可移动等优势，利用 4G/5G 网络部署规划统一、广域覆盖、抗干扰能力强、小区域切换可靠性高以及端到端网络 QoS 保障等优点实现医疗设备数据在科室、医院、云端多层次快速传输。数据实时监测反馈系统则要在传统云平台的基础上叠加物联网、大数据、人工智能等新兴技术，构建更精准、实时、高效的医疗设备数据采集体系。

7.1.3　面临的问题

医疗设备全生命周期管理的实施需要解决以下问题：

（1）完善医疗设备智能管理标准

目前我国医疗设备智能管理标准尚不完善。因此，建议在目前的设备监测基础上明确在用医疗设备智能管理的发展需求，制定相关规划。以三甲医院的医疗设备管理为先行，提出相关的发展要求。我国医疗设备管理有相关基础法规，但是具体的管理规定，信息交换过程中的安全性标准等方面的内容还比较少，缺乏统一和细化的执行标准。在智能管理标准具体内容上，搭建国家层面的管理平台和设计发展规划，提出具体的建设框架；在医院层面，提出基本的医疗设备管理标准要求；在医疗设备生产及供应商方面规定开放的接口和数据标准。

（2）明确医疗设备智能管理发展层级

由于医疗设备管理涉及许多方面，从设备的采购到报废及统计全过程管理都需要进行信息化的管理。从管理内容看，涉及采购资料、设备资料及管理资料等方面。目前由于不同医院的发展阶段不同，在用医疗设备智能管理的发展层次也各不相同。有的医院医疗设备智能管理系统建设已经卓有成效，一般的医院也已经拥有相关的智能管理系统，发展较弱的甚至还缺少智能管理系统。而医疗设备信息管理系统作为医疗设备管理的综合性系统，在具体的建设过程中，除了最大化的信息利用外，还需要依据医院发展的基本情况，进行设备的采购、网络的布线及系统的引进。建议缺少智能管理系统的医院借鉴已经有基本智能管理系统的医院的建设方式，建立符合自身发展需求的智能管理系统；已经建立基本智能管理系统的医院借鉴发展较好的医院信息系统建设方式，引进大型管理系统的管理模式，逐步进行管理模式的改进。而已经有比较统一的智能管理模式的医院需进一步完善并改进管理，充分利用信息，发挥信息价值，借鉴国外的管理内容、管理方式及信息交换方式进行信息系统的改进与提高。

（3）确定医疗设备智能管理内容

建议建立维修工程师及维修信息系统及数据库、医院的装备及工具数据库及维修配件数据库并进行信息共享。在建立的信息系统上进行即时记录以反映在用医疗设备的状态，也为常规的医疗设备管理提供事实依据。并且，利用设备档案中的维修与维护记录的数据进行统计分析，防止使用过程中出现的问题，实现真正的预防性维修。设备管理系统可以依据不同设备的风险级别分别进行设备的状态监视，并提供相关的数据，运用信息采集技术，充分监测设备的温度、压力、振动、噪声等参数，并将这些信息及时与设备正常数值进行对比，分析并得出早期预警，提高设备的利用率。建议医院充分运用目前已经存在的资产信息管理系统，在确定医院设备运行状态及基本需求的基础上，科学规划采购、配置、租赁及报废设备。

7.2 生物医药增材制造(3D 打印)

7.2.1 发展背景

增材制造（3D 打印）的理念在 19 世纪末期的美国已经小有名气。这项以"快速成型"为内核的技术，历经一个多世纪的发展，由于技术方案的局限，也仅仅停留在小范围内的企业级应用。直到 20 世纪 80 年代，成熟的技术方案问世，以增材制造（3D 打印）为重要技术手段的新创意、新发明，如雨后春笋般在各行各业开始广泛应用。1981 年，Hideo Kodama 首次提出了感光聚合物快速成型设计方案，加速了增材制造（3D 打印）的研发进程。1986 年，3D Systems 公司，提出了 STL 文件格式，STL 格式逐渐成为计算机辅助设计的接口文件格式标准，为 3D 打印行业奠定了快速发展的技术标准基础。1988 年，3D Systems 公司研发出了世界上第一台以激光光固化技术为核心、具有商业应用价值的 3D 打印机，同年，Stratasys 公司发明了另一种以熔融沉积快速成型为核心的商用 3D 打印机。1989 年，C. R. Dechard 发明了选择性激光烧结工艺，支持尼龙、蜡、陶瓷、金属等多种材料成型。至此，3D 打印技术走向商用，进入到各行各业。

增材制造（3D 打印）首先需要将设计完成的产品通过计算机以 3D 形式呈现，再采用特定的打印材料，逐层打印，直至产品成型。增材制造（3D 打印）根据凝合成型技术分为光固化立体光刻、熔融沉积制造、选择性激光烧结、叠片实体制造和 3D 喷印等。生物医药领域常见的增材制造（3D 打印）技术主要包括选择性激光烧结成型、激光光固化、熔融沉积造型、分层实体制造技术等。此外，三维喷印技术、电子束熔化成型技术等在生物医药领域也有广泛应用。对于产品开发和制造来说，增材制造（3D 打印）技术将给整个行业能够带来无限的可能性。

增材制造（3D 打印）精度很大程度取决于使用的材料。根据其化学成分，3D 打印材料分为金属材料、陶瓷材料、复合材料和聚合物等。增材制造（3D 打印）材料通常需要经过特殊加工，对固化反应速度等要求较高。目前临床主要的增材制造（3D 打印）材料集中于高性能工程塑料和树脂材料等。

工程塑料作为应用最广泛的一类增材制造（3D 打印）材

料，运用于医学领域的主要包括聚碳酸酯、PC-ISO（一种生物兼容性良好的热塑性材料）、聚醚醚酮等。这些材料具有热塑性好、强度高、耐冲击、抗老化的特点，可用于制造多种医疗器械和仿生人体植入物，在颅骨修复和手术模拟等方面应用广泛。

树脂材料具有强度高、韧性好、耐冲击、颜色种类丰富等优点，广泛应用于医学模型的3D打印。打印出的模型解剖结构清晰、细节逼真。

不锈钢、钛、钛合金、钴铬合金、铝合金等金属材料在临床增材制造（3D打印）中也有广泛应用。钛合金是非常理想的医用增材制造（3D打印）材料，具有突出的耐腐蚀性、耐高温性和生物相容性，常用作人体植入物。通过增材制造（3D打印）技术得到的医用钛合金器具，在个性化植入物、颌骨修复、人工关节等方面已经有很多成功应用的案例和产品。

复合材料高分子凝胶主要包括海藻酸、纤维素、蛋白胨、聚丙烯酸等，是分子链经交联聚合形成的三维网络或互穿网络与溶剂组成的体系，具有良好的生物相容性，适用于人体内移植。

此外，还有部分生物活性的细胞也可以作为增材制造（3D打印）的原材料，通过将细胞固定在支架结构上，辅以生长因子和生物大分子，制造出具有一定结构功能的组织器官。

与此同时，我们也应注意到增材制造（3D 打印）材料本身的单一性和材料特性也制约着 3D 打印技术在临床上的应用与发展。很多增材制造（3D 打印）材料的生物学指标、生物学功能性和可降解性有待进一步探索。

7.2.2　关键技术

目前，增材制造（3D 打印）在生物医药领域主要应用于医学模型设计、再生器官组织制造和医疗器械制造。

（1）医学模型设计

医学模型设计包括教学模型设计和临床诊疗模型设计。由于人体解剖结构较为复杂，目前传统的授课方式主要借助于二维图谱和生物标本来帮助刚刚入门的医学生理解和记忆，二维图谱很难在这些毫无临床经验的医学生脑中形成清晰且正确的三维立体结构图。增材制造（3D 打印）技术的出现及其制作的 3D 模型纳入医学教学，在一定程度上有利于医学生对真实结构的空间理解，有助于记忆，使得年轻医学生们不再感觉枯燥无味，激发了学习兴趣，在一定程度上加快了年轻医生的成长速度。在临床应用中，增材制造（3D 打印）技术目前已在骨科、外科、牙科等各专业开始使用和发展，已成功地打印出了头颅模型、心脏模型、骨骼模型、血管模型等各组织器官模型，其可视化三维模型有助于更好地理解相关解剖部位，有利于指导医生个体化治疗和诊断。

利用增材制造（3D打印）打印出来的模型能将器官和组织内部结构的细节逼真地显示出来，使医学知识变得更为直观明了，可用于临床、教学和术前模拟、优化手术设计方案，实现精确化、个性化手术。复旦大学附属中山医院首次将增材制造（3D打印）技术应用于经导管主动脉瓣置换手术，成功为一位高龄主动脉瓣重度狭窄合并关闭不全患者实施了置换手术。该案例通过3D打印技术将患者二维影像数据转化成实物大小的心脏模型呈现在医生眼前，提供更多传统影像学检查难以显示的丰富信息，使手术更准确安全。通过采集该患者高分辨率CT及心脏超声影像，为其打印出完整的心脏及主动脉3D模型，据此制定周密细致的手术规划与实施方案，仅耗时1小时就顺利完成了经导管主动脉瓣置换手术。患者在X射线中的暴露时间比之前缩短了一半，造影剂用量也减少了三分之一，复查显示人工瓣膜定位准确、工作正常。伦敦超声中心引入增材制造（3D打印）技术，将超声探测子宫中胎儿的各种数据进行计算机软件处理，得到胎儿的3D模型，再运用增材制造（3D打印）出立体模型，帮助医生对胎儿先天性缺陷的诊断。此外，对于复杂创伤、脊柱外科和关节外科等手术，也可以通过增材制造（3D 打印）技术设计出椎弓根、髋臼等手术导航模板，广泛应用在生物临床和医疗教学工作中。

近年来，增材制造（3D 打印）技术完成实现医学模型设计的思路已经广泛应用于临床教学和骨科、整形外科、牙科等精准医疗过程中，为未来生物医药的发展提供了新的动力。

（2）再生组织器官制造

再生器官组织制造主要包括体外器官和体内软组织器官制造。随着增材制造（3D 打印）技术的发展，增材制造（3D 打印）人体组织器官已经成为可能。增材制造（3D 打印）技术在骨性结构置换中的应用较为成熟，目前在脑外科、耳鼻喉科、胸外科等外科手术中发挥了重要的作用，骨骼体外打印也为残疾人士和肌肉萎缩患者提升了行动能力，而骨性结构缺失常用的材料选取是与人体相容性较好的钛合金。同时，增材制造（3D 打印）打印的出现和发展，有望使器官移植在不远的将来取得突飞猛进的发展。

利用增材制造（3D 打印）技术，以含有活体细胞的"生物墨水"为材料，打印出一层细胞组织架构，然后按增材制造（3D 打印）技术进行制造，逐渐形成立体的细胞组织架构，最终获得所需的人工器官和组织。德国研究人员利用增材制造（3D 打印）技术制作出柔韧的人造血管，可以与人体组织融合，不但不会发生器官排斥，而且还可以生长出类似肌肉的组织，该研究成果有望用于人体试验和药物测试等临床应用。同时，利用人体自身干细胞，通过增材制造（3D 打印）技术打印出的器官可以降低器官移植失败风险。目前已有学者成功打印出耳朵、鼻子等体外器官，并采用增材制造（3D 打印）技术成功配合人体自身细胞，使用加入细胞混合物凝胶的可生物降解脚手架，逐层构建出了肾脏等体内复杂器官。相信随着科技的进步，移植组织或器官不足的难题必将得到解决。

（3）医疗器械制造

利用增材制造（3D 打印）技术打印制造医疗器械有着显著的优越性，可以提高医疗器械的精确度，科研人员利用增材制造（3D 打印）技术打印制造的矫正器解决了矫形手术与辅助工具不能灵活调整的问题，能够做到矫形部位与矫形器完全匹配，提高了矫形器的拟合效果。同时，增材制造（3D 打印）大大地简化了产品的制造程序，缩短产品的研制周期，提高效率并最终降低成本。例如，增材制造（3D 打印）技术打印一颗牙齿只需 10 分钟，而传统种牙技术则需要 3 天。增材制造（3D 打印）的助听器可把传统复杂的工序缩短为简单的 3 个工序，即扫描、建模、打印。同样增材制造（3D 打印）技术在各类医疗器械的制造方面已被广泛应用，在辅助治疗中使用的医疗装置方面，增材制造（3D 打印）技术打印的如矫正器、助听器、导航板、关节支架等诸多医疗器械，已经成功地在临床上得到应用。在手术器械方面，个性化的手术必将使传统医疗设备适应新的医疗模式，个性化、定制化的手术和其他功能治疗过程需要配备个性化的手术器械，这些新的手术器械开发、制造可通过增材制造（3D 打印）技术来实现。因此，在各类体内外器械、手术器械、辅助医疗器械等的研发与制造过程中，增材制造（3D 打印）技术正发挥着巨大的作用。相信在不远的将来，增材制造（3D 打印）技术将继续引领医疗器械研发和制造的技术革命。

7.2.3　面临的问题

目前，增材制造（3D 打印）技术还没有在临床上得以普及，主要局限于打印材料的材质特性与单一性。例如，利用金属粉末打印出假体的生物力学性能达不到传统工艺制造的假体性能，生物打印的材料只能利用单一的活性细胞打印组织器官，并不能实现人体组织器官功能的复杂多样性。除此之外，增材制造（3D 打印）技术在临床应用的法律法规还不够完善，各类增材制造（3D 打印）技术在临床中的行业规范与标准的制定中存在诸多问题，例如对知识产权的保护，对危险物品设计与制造的限制等。

但是，我们也应看到，增材制造（3D 打印）技术在生物医药领域的应用前景十分广阔，机遇与挑战并存。随着材料技术的不断发展与完善，打印材料质量不断提高，先进材料如智能材料、纳米材料、新型聚合材料、合成生物材料、石墨烯材料等也开始成为增材制造（3D 打印）材料，使打印材料更加多样化、成本更低，这些都有利于增材制造（3D 打印）技术在医疗领域的发展。我国制定的首部关于增材制造（3D 打印）技术的产业发展规划《国家增材制造产业发展推进计划（2014－2016）》，从医用增材制造（3D 打印）材料的研发生产、医用增材制造（3D 打印）装备的研制、医用增材制造（3D 打印）装备应用进程和加强医用增材制造（3D 打印）人才培养4个方面做出了规划。

相信不远的将来，随着增材制造（3D 打印）技术和产品的精度与效率不断提高，医用增材制造（3D 打印）设备成本降低，增材制造（3D 打印）技术在生物医药方面的应用将会更加高效、普及、精准。

7.3 人工智能辅助药物研发

7.3.1 发展背景

无论针对何种疾病，药物都是不可缺少的治疗手段。但是，药物研发通常要经历较长时期，其流程可分为药物发现、临床前开发和临床开发三个部分，而现代药物发现在技术上又可分为靶点的发现和确证、先导物的发现、先导物的优化三个阶段。总体来说，新药研发是个高风险、长周期、资本和技术密集型的技术领域，药物研发失败率也高达 90% 以上（特别是原研药）。因此，在新药研发过程中，采用人工智能技术进行特定阶段的研发加速、方案优化，无论对于医药企业还是对于患者都是大有裨益的事情。

从药物研发目前的情况看，必须面对的就是化合物的筛选，这是新药研发最基础，也是越来越困难的一环。这其中有两方面的原因，一是大多数可以被使用的化合物已经被发现，新的化合物开发难度逐渐加大。二是随着数据的发展，要快速分析不同数据之间的关联性，单纯依靠传统手段已经不够了。而人工智能可以从海量文献中发现相关分子结构等描述信息，并且可以自主学习，建立其中的关联，快速提供大量选择和建议。

2015 年，美国 FDA 报告了 60 种获批药物。这意味着算上失败药物的研发成本，该年度每种获批药物的成本约为 6.98 亿美元，其中就有将近 420 亿美元用在了失败药物上。如果我们有办法可以将新药研发过程中的风险减半：到 2025 年，全球制药行业每年即可节省约 260 亿美元。从药企的表现来看，过去一段时间，诸如 Numerate 公司与武田药业（Takeda

Pharmaceutical）正式签约，应用人工智能技术寻找肿瘤学、胃肠病学和中枢神经系统疾病的小分子药物；而葛兰素史克公司（GSK）与 Exscientia 达成合作，利用其人工智能药物研发平台为 GSK 进行 10 个创新小分子药物疾病的靶点开发。

7.3.2　关键技术

总结来看，人工智能可以在以下几个方面辅助新药的研发：

（1）靶点筛选

目前寻找药物最基本的方式就是将上市药物、人体靶点进行交叉研究和匹配，这项类似于回顾式研究的工作，将有机会从依靠人工转向依靠人工智能，从而在速度上实现指数级的提升。

（2）药物筛选与优化

大型药企实际上都已经建立了内部的化合物储备，采用人工智能的方式从这些化合物中筛选出先导物，可以开发有效和准确的虚拟筛选方法，以取代昂贵且耗时的高通量筛选过程。

Bharath Ramsundar 等在其一篇机器学习相关的论文中称："我们的实验表明，深层神经网络优于所有其他方法……尤其在于，深层神经网络大大超越了所有现有的商业解决方案。在许多靶点上，它都实现了接近完美的预测质量，使其尤其适合被用作虚拟筛选装置。总之，深度学习提供了建立虚拟筛选并将其作为药物设计管道中标准步骤的机会。"

（3）病人发现及招募

找到大量合适的入组人员参加被试（RCT），本身就是个复杂而长期的过程，特别是在原研药的研发过程中，如何能准确高效地定位到所需要入组的患者，而不必为了保证成功率而放大样本量，这是人工智能可以帮助药企的重要一点。

（4）依从性管理

依从性是指病人执行医嘱的客观应答的程度。在新药临床试验中，依从性可定义为受试者按照规定的药物剂量和疗程服用试验药物的程度。传统方式服药依从性主要通过人工随访来管理，如果数据量大则只能依靠病人的自觉性。在这个阶段我们利用移动技术和面部识别技术来判断患者是否按时服药，用自动算法来识别药物和药物摄取，并且可以提醒患者按时服药，对患者的服药依从性做出精准管理。

（5）药物晶型预测

多晶型现象是一种物质能以两种或两种以上不同的晶体结构存在的现象。对于化学药物，几乎所有的固体药物都存在着多晶型状态。由于晶型的变化可以改变固体化学物质的诸多物理性质和化学性质，如：稳定性、熔点、溶解度、溶出速率等，从而导致固体化学药物在临床治疗中的差异、毒副作用与安全性差异、产品品质与稳定性差异等。曾有数种药物因为晶型问题导致延迟上市或撤市，损失惨重。因此，晶型预测在制药工业中具有重要的意义。

（6）患者大数据与真实世界研究

在传统的新药研发流程中，对于患者的跟踪只能在临床中进行评估，病人需要进行定期检查，特定时间和地点获得的数据并不能完整地代表病人的身体情况，容易出现数据偏差。另外必须看到的是，在这一过程中采集的数据虽然有效，但是严格来说不是真实世界的数据，如果想对药物的真实使用情况进行跟踪，并且进行药物上市后 IV 期临床的药效扩大化跟踪，就必须采用真实世界的数据进行跟踪。真实世界数据的来源有很多种，包括采自海量随身穿戴设备的健康信息，来自医院随访记录，来自患者院外院内管理平台的日常数据，都可以帮助药企实现对真实世界数据的发现。

中国人工智能 + 医疗健康发展展望

未来，我国信息通信企业与医疗机构将在技术、模式、资源等各个层面进行多种形式的合作，不断推动人工智能＋医疗健康技术的深度发展与模式再造，重塑医疗健康服务业态。在发展过程中，政策标准、技术创新、商业模式、人才资源、法规伦理是影响其发展的五大关键要素。

8.1 政策标准

8.1.1 产业发展促进

　　2017 年以来，人工智能先后出现在我国政府工作报告和党的十九大报告中，"人工智能 2.0"纳入"科技创新 2030—重大项目"，《新一代人工智能发展规划》确立"三步走"的发展目标，新一代人工智能发展规划推进办公室及新一代人工智能战略咨询委员会宣告成立，未来将有力推动人工智能重大项目落地。2018 年 4 月，教育部印发《高等学校人工智能创新行动计划》，提出了三大类18项重点任务，引导高校瞄准世界科技前沿，提高人工智能领域科技创新、人才培养及国际合作交流等能力；要求推进"新工科"建设，重视人工智能与生物学、心理学等学科专业教育的交叉融合，形成"人工智能＋X"的复合专业培养新模式（见表8-1）。

表8-1　2017年以来国家围绕人工智能＋医疗健康的政策规划

时间	政策规划名称	与医疗健康人工智能相关内容
2017年2月	《智慧健康养老产业发展行动计划（2017－2020年)》	智慧健康养老利用物联网、云计算、大数据、智能硬件等新一代信息技术产品。推进健康状态实时分析、健康大数据趋势分析等智能分析技术的发展。发展健康养老数据管理和智能分析系统，实现健康养老大数据的智能判读、分析和处理
2017年3月	2017年政府工作报告	"人工智能"首次被写入政府工作报告：一方面要加快培育新材料、人工智能、集成电路、生物制药、第五代移动通信等新兴产业，另一方面要应用大数据、云计算、物联网等技术加快改造提升传统产业，把发展智能制造作为主攻方向
2017年7月	《国务院关于印发新一代人工智能发展规划的通知》	推广应用人工智能治疗新模式、新手段，建立快速精准的智能医疗体系。探索智慧医院建设，开发人机协同的手术机器人、智能诊疗助手，研发柔性可穿戴、生物兼容的生理监测系统，研发人机协同临床智能诊疗方案，实现智能影像识别、病理

（续）

时间	政策规划名称	与医疗健康人工智能相关内容
2017 年 7 月	《国务院关于印发新一代人工智能发展规划的通知》	分型和智能多学科会诊。基于人工智能开展大规模基因组识别、蛋白组学、代谢组学等研究和新药研发，推进医药监管智能化。加强流行病智能监测和防控
2017 年 9 月	《医疗器械分类目录》	若诊断软件通过算法，提供诊断建议，仅有辅助诊断功能，不直接给出诊断结论，则申报第二类医疗器械；若对病变部位进行自动识别，并提供明确诊断提示，则按照第三类医疗器械管理
2017 年 10 月	十九大报告	人工智能与实体经济深度融合
2017 年 12 月	《促进新一代人工智能产业发展三年行动计划（2018 – 2020 年)》	重点培育医疗影像辅助诊断系统。推动医学影像数据采集标准化与规范化，支持脑、肺、眼、骨、心脑血管、乳腺等典型疾病领域的医学影像辅助诊断技术研发，加快医疗影像辅助诊断系统的产品化及临床辅助应用
2018 年 3 月	2018 年政府工作报告	实施大数据发展行动，加强新一代人工智能研发应用，在医疗、养老、教育、文化、体育等多领域推进"互联网＋"。发展智能产业，拓展智能生活
2018 年 4 月	高等学校人工智能创新行动计划	支持高校在智能医疗领域开展技术转移和成果转化，加强应用示范；加强与有关行业部门的合作，推动在医疗领域形成新产业和新业态，培育一批人工智能技术引领型企业，推动形成若干产业集群和示范区

（续）

时间	政策规划名称	与医疗健康人工智能相关内容
2018 年 4 月	《关于促进"互联网＋医疗健康"发展的意见》	支持研发医疗健康相关的人工智能技术、医用机器人、大型医疗设备、应急救援医疗设备、生物三维打印技术和可穿戴设备等。顺应工业互联网创新发展趋势，提升医疗健康设备的数字化、智能化制造水平，促进产业升级

8.1.2　行业监督管理

应用人工智能进行辅助诊断在医疗责任认定方面存在问题和挑战。例如，用户在使用医疗虚拟助手表达主诉时，可能会漏掉关键信息甚至进行错误描述，导致虚拟助手提供的建议不符合用户原本的疾病情况。因此，目前监管部门禁止虚拟助手软件提供任何疾病的诊断建议，只允许提供用户健康轻问诊咨询服务。我国监管部门对于利用人工智能技术提供诊断功能时审核要求非常严格，以人工智能辅助影像诊断产品为例，认证流程包括伦理审查、临床测试、签订合同、检测报备和最终认证销售。在 2017 年当时的我国国家食品药品监督管理总局发布新版《医疗器械分类目录》中分类规定：若诊断软件通过算法提供诊断建议，仅有辅助诊断功能，不直接给出诊断结论，则按照二类医疗器械申报认证；如果对病变部位进行自动识别并提供明确诊断提示，则必须按照第三类医疗器械进行临床试验认证管理。未来，应进一步明确针对人工智能诊断进入临床应用的法律标准，做出人工智能诊断的主体在法律上是医生还是医疗器械，人工智能诊断出现缺陷或医疗过失的判断依据等问题。

同时，人工智能 + 医疗健康产品与服务必须满足国家相关标准，从而保证对安全性、可信赖性、可追溯性、隐私保护等方面的要求。为了更有效地评估人工智能技术，相关的测试方法必须标准化，并创建人工智能技术基准。未来人工智能 + 医疗健康的标准化工作将有助于人工智能的稳健发展，统一其技术、数据、安全要求。我国高度重视人工智能标准化工作，并积极推动人工智能 + 医疗健康体系中重点和基础类标准研制工作的开展落实，使得基础共性、有效性、安全性、互联互通等技术标准不断建立并完善。

8.1.3　数据安全保护

在健康医疗大数据和人工智能发展过程中，个人隐私保护、数据安全、甚至国家安全的问题越来越受到重视。发达国家针对个人隐私的保护及相关研究的伦理审查，制定了一些制度和法规。例如，美国 HIPPA（Health Insurance Portability and

Accountability Act，健康保险便利和义务法案）中对个人可辨识信息进行了明确定义，并就隐私（Privacy）和安全（Security）做了相应规定。欧盟《通用数据保护条例》等法规也提出了对个人健康、基因和生物数据等敏感数据的处理原则。我国政府也非常重视个人隐私保护，《国务院办公厅关于促进和规范健康医疗大数据应用发展的指导意见》指出，健康医疗大数据是国家重要的基础性战略资源，并强调"安全为先、保护隐私"的原则。此外，《侵权责任法》《信息安全技术个人信息安全规范》《人口健康信息管理办法（试行）》《中华人民共和国网络安全法》《人类遗传资源管理暂行办法》《执业医师法》等制度法规，均对个人敏感信息及其相关健康医疗数据保护提出了要求。但是，在具体执行层面，健康医学数据的安全及保密要求尚待细化。此外，目前的法律体系尚不能很好地解释和界定健康医疗数据的权属问题，特别是医疗数据的所有权。实践中，存在健康医疗数据的所有权到底属于患者个人还是医院的争议。以上问题界定尚不够明确，导致各数据持有单位或对于数据共享较为保守，或可能导致部分核心数据外流，无法保障大数据分析的数据需求和国家基础战略资源的保护需求。

8.2　技术创新

8.2.1　关键技术研发

我国面向医疗健康领域的大数据智能、跨媒体智能、群体智能、混合增强智能、自主智能系统等的基础理论和核心技术将进一步发展和成熟。智能传感器、神经网络芯片、开源开放平台等技术应用于医疗健康领域，已经取得显著成果。智能传感器方面，面向医疗卫生行业应用需求，微型化及可靠性设计、精密制造、集成开发工具、嵌入式算法等关键技术研发正在加强，基于新需求、新材料、新工艺、新原理设计的医用智能传感器研发及应用逐步加快，推动医用智能传感器向高精度、低成本、低功耗、稳定可靠方向转变；神经网络芯片方面，面向机器学习训练应用，高性能、高扩展性、低功耗的云端神经网络芯片快速发展，面向终端应用，适用于机器学习计算的低功耗、高性能的终端神经网络芯片与神经网络芯片配套的编译器、驱动软件、开发环境等产业化支撑工具同步发展；开源开放平台方面，针对机器学习、模式识别、智能语义理解等共性技术，面向云端训练和终端执行的开发框架、算法库、工具等研发步幅不断加快，开源开发平台、开放技术网络和开源社区建设正在进行，满足复杂训练需求的开放计算服务平台初步建立。硬件算力方面，寒武纪、华为等人工智能专用芯片的不断升级会加速算法的训练优化，从而带动人工智能技术的不断突破。

但总体而言，中国的人工智能尚处于弱人工智能阶段。虽然当前得益于图像识别、深度学习、神经网络等关键技术的突破，人工智能在机器人、语言识别、远程自主控制和规划、虚拟个人助理、医疗等领域已被广泛应用，但对于大多数因政策红利而爆发的医疗人工智能公司而言，技术力量是限制其进一步发展的主要阻碍。一方面，这些公司对于复杂学科或多学科联合诊断算法还存在技术瓶颈，独立研发和创新能力还有待进一步提升；另一方面，目前中国缺少安全评估体系，企业对于医疗数据隐私防护措施不够。

在数据方面，如果把人工智能分成算法、算力和数据三个维度，则现在行业主要的机会集中在数据及应用层面，竞争的核心在于数据的质量和数量。然而，对于我国医疗人工智能企业而言，市场中有大规模潜在的数据，但是却无法被整理、利用起来。一方面，我国医院内的数量庞大，但75%以上是非结构化的，并不能发挥出"大数据"挖掘的价值；另一方面，无论是建模还是训练机器，都离不开真实的临床环境，而目前中国大部分医疗人工智能产品缺少临床环境。

与此同时，数据的误差也会对人工智能的发展造成障碍。

在我国当前的医疗系统中，医院与医院、院内科系互不相连、没有统一标准的临床结构化病历报告、医生手写病历不规范、临床用药、检查等细节缺失、患者离开医院后失访率高等各种原因造成健康医疗数据"误入误出"。而深度学习需要使用大规模数据进行训练，细微的数据误差均会为深度学习带来负面影响。这样的数据质量不免令人对目前医疗人工智能做出的结果产生怀疑。

8.2.2　训练数据集建设

机器学习是人工智能的核心和基础，而数据和以往的经验是机器学习优化计算机程序的性能标准。医疗健康大数据，为人工智能技术在医疗健康行业的应用提供了有力的支撑。从目前医疗人工智能的发展来看，在医疗领域，我国在算法和算力方面的研究已属于全球第一梯队，数据将成为决定项目成败的关键。落实到医疗领域，我国的医疗数据并不匮乏，但是有效的医疗数据仍旧捉襟见肘。特别是对这些数据的标注和结构化是一个难题，这让机器学习困难重重。中国初创企业目前在医疗数据的获取上，还有相当大的难度。尽管能够通过医院或其他渠道获得海量数据，但是数据缺乏标准化，数据质量不高。因此，训练资源库的建立意义重大。训练资源库的建成与开放将极大地降低技术创新成本，进一步促进我国医疗人工智能产业的创新发展。

　　未来在面向医疗影像、语音识别、视觉识别、自然语言处理等基础领域及医疗卫生、养老服务等行业领域，将建设产生高质量人工智能训练资源库、标准测试数据集并实现共享，同时建设产生提供知识图谱、算法训练、产品优化等共性服务的开放性云平台，进而推动基础语音、视频图像、文本对话等公共训练数据量大幅提升，在医疗健康领域汇集一定规模的行业应用数据，以支持创业创新。

　　国家相关科研机构将重点建设具备一定规模的高质量标注数据资源库、标准测试数据集。下一步将面向人工智能＋医疗健康重点产品研发和行业应用需求，初步建成并开放多种类型的人工智能海量训练资源库。加快建设满足深度学习等智能计算需求的基础资源服务平台，包括新型计算集群共享平台、云端智能分析处理服务平台、算法与技术开放平台等，使产业支撑体系基本建立，产业发展环境更加完善。

8.2.3　信息安全保障

　　医疗健康信息安全是实现医疗人工智能的首要保障，智慧医疗应用厂商都在纷纷探索针对性保障方案。智慧医疗应用结构体系庞大，平台开放性强，业务繁杂，用户身份多，尤其是患者的敏感隐私信息多，空间数据量大，信息的城域联动性也很强。信息共享面临信息安全与隐私泄露等带来的更多的威胁，比如黑客攻击、数据泄密、密钥不严谨、接口不严等。谷歌、IBM、微软等各大厂商纷纷推出医疗数据安全保障服务，并将巨大的预算用于安全性研究。安全保障的方法包括开发具有芯片内安全进程的硬件，提供数据丢失预防（DLP）API 来寻找、编写储存在云环境里的敏感数据，涵盖端到端加密、基于角色的接入、事件监测和警报，申请众多安全机构的审核并获得对应证书资质等。

人工智能＋医疗健康网络安全技术研发不断加强，产品和系统网络安全防护未来将进一步强化。针对人工智能＋医疗健康重点产品或应用，漏洞挖掘、安全测试、威胁预警、攻击检测、应急处置等安全技术攻关广泛开展，人工智能先进技术在网络安全领域的应用加深，漏洞库、风险库、案例集等共享资源建设加快。信息安全企业与人工智能技术研发与应用企业、科研机构、高校、医疗机构合作正在推进数据安全、个人信息安全等关键技术和产品的研发力度，安全可靠的技术体系逐步形成，安全技术支撑能力增强，将防止医疗健康信息丢失或窜改以及非法访问，有效保护个人隐私和信息安全。安全标准的研制、验证和实施不断强化，形成感知层安全标准进度加快，安全技术成果转化和产业化落地速度提升，医疗卫生领域对人工智能技术和产品服务保障的要求将得到满足。同时通过统筹利用大数据基础设施，强化数据安全与隐私保护，为人工智能＋医疗健康研发和广泛应用提供海量数据支撑。通过建设高效能计算基础设施，提升超级计算中心对人工智能＋医疗健康应用的服务支撑能力。

信息安全市场将逐渐集中，信息安全策略将转向主动防御。智慧医疗行业内厂商数量众多，但由于目前信息安全市场的细分程度较高，不同的细分应用领域有相应的安全防护机制，未来防火墙、UTM、反病毒、入侵检测、入侵防御、漏洞扫描产品等细分行业有望逐渐集中。IT基础建设的自主性是保护我国国内信息安全的根基，未来在自主可控方面将会有更大的发展空间。预计在今后 3～5 年内，服务器、网络设备、存储系统三个领域"去国际化"将会逐步提高，国内厂商在这三个信息安全的细分领域将得到较大发展机会。

人工智能＋医疗健康安全体系建设将不断加快，安全管理责任制度将初步建立，标识赋码、科学分类、风险分级、安全审查规则将初步制定。未来将初步建成具备人工智能安全态势感知、测试评估、威胁信息共享以及应急处置等基本能力的安全保障平台，推动第三方安全评估和保障服务的发展。同时医疗卫生领域的人工智能安全防护制度、安全监测预警机制和信息安全重大事件应急响应机制正在不断完善。对医疗、健康、养老等领域的人工智能应用，相关产品和服务的评估测评和监督管理力度加强，个人敏感信息保护将得到强化。多层次、多级别的安全体系架构推广加速，将确保个人健康信息、医疗信息、业务数据信息等在公共服务平台及个人/家庭操作平台上的互操作安全性。

8.3 商业模式

人工智能 + 医疗健康在经历过火热的发展后，迎来了商业化的关键期。目前，虽然绝大多数人工智能 + 医疗健康企业未实现盈利，且产品大多还在医院进行试验，但其通过不同的业务模式仍可实现一定的付费收入。综合来看，即便目前真正走通商业模式的企业并不多，但行业内对人工智能 + 医疗健康依旧充满信心。值得注意的是，目前在中国从事人工智能 + 医疗健康相关业务的公司大致可以分为三类：创业企业、互联网平台、传统医疗相关企业。实际上，由于三者所具备的优势和劣势不同，其商业模式也不尽相同。

8.3.1 互联网巨头企业

国内以 BAT（百度、阿里巴巴、腾讯）为首的互联网巨头更看重人工智能 + 医疗健康的市场，并且他们更倾向利用自身平台特点与优势的互联网技术来进行布局。

阿里巴巴通过 ET 医疗大脑，强势进入人工智能＋医疗健康领域，阿里云宣称，自主开发的人工智能 ET，"可在患者虚拟助理、医学影像、精准医疗、药效挖掘、新药研发、健康管理等领域承担医生助手的角色"。由阿里巴巴医药健康旗舰平台——阿里健康研发的医疗 AI "Doctor You"，在北京万里云医学影像中心正式对外发布，该系统包括临床医学科研诊断平台、医疗辅助检测引擎、医师能力培训系统等。其正确识别肺结节的准确度达到 90％以上。

百度在人工智能领域大举进攻，已公布了 Apollo 和 DuerOS 两大项目，分别涉及自动驾驶技术和语音对话助理系统。在医疗方面主要是 2016 年成立的百度医疗大脑项目，通过海量医疗数据、专业文献的采集与分析进行人工智能化的产品设计，模拟医生问诊、与用户多轮交流、反复验证，最终给出建议；同时还在过程中收集、整理病人症状描述，辅助完成问诊。

腾讯通过微信在挂号和支付环节及早切入医疗服务领域，在人工智能领域也积极探索。腾讯发布其首个人工智能医学影像产品，称为"觅影"，与国内不同医疗机构分别开展各种医学人工智能项目，涵盖食道癌早期筛查系统、肺结节检测系统、辅助诊疗系统等，目前处于实验阶段。

从商业模式的角度来讲，这些互联网巨头大多以互联网技术见长，资金实力雄厚，因此也不急于变现。与创业企业相比，医疗人工智能产品大多只是为其产业链布局而服务。以腾讯的人工智能产品为例，在陆续发布了一系列"互联网 + 医疗"产品后，腾讯尝试将多条产品线进行融合，打造城市级"互联网 + 医疗健康"解决方案。

8.3.2 初创型企业

从盈利模式来看，人工智能 + 医疗健康的商业模式多种多样，比如与医院进行合作提供医院管理、辅助诊疗等服务，与保险公司合作提供附加服务，与体检机构合作提供健康管理、用户管理等服务。但是对于创业公司而言，种种商业模式目前最需要迫切解决的难题就是落地。相比于把控各大流量入口的 BAT，初创公司在 C 端的优势并不明显。相比之下，对于初创公司来说，与 B 端的合作业务更值得深入挖掘。实际上，目前中国很多人工智能 + 医疗健康企业正是从 B 端发力。不过，具体如何与医疗机构合作，很多公司也都处于摸索。

8.3.3 医疗设备企业

传统医疗设备企业是人工智能 + 医疗健康的另外一股重要力量。相比于创业公司，他们不愁资金，因此不急于变现，人工智能 + 医疗健康也可以作为器械产品附加值产生效益。相比于互联网公司，他们更加熟悉医疗行业，了解医疗行业的痛点与用户需求，同时也更容易接触到医疗数据的获取渠道。对于传统医疗设备企业来说，医疗器械是一个相对更便利的获取数据的途径；与此同时，与不同品牌器械汇集到一起的数据相比，同一品牌产品收集的数据更加规范，格式更加统一，便于数据的挖掘和应用。而这些传统医疗设备企业在研发上的巨大投入，也决定了其在未来很长的一段时间里能够保持技术上的优势。

8.4　人才资源

人工智能＋医疗健康的人才需求主要来自人工智能和医疗健康两个不同领域，复合型人才成为人力资源关键。鉴于人工智能＋医疗健康人才缺乏的现状已经迫在眉睫，复合型人才的缺乏比较明显，绝大部分人工智能技术人员需要医疗健康专业方面的继续教育类学习，目前主要相关研究专业集中在机器学习、计算机视觉、自然语言处理、语音识别和模式识别等方向，在健康医疗方面主要集中在影像、可穿戴设备、检验、临床辅助诊断和药物研发应用等环节。

目前国内具有交叉学科知识的人才非常缺乏。生物医学工程学科在国内发展十分迅速，但大部分的医工结合的实际场景存在两端脱离的情况。在欧美国家的交叉人才培养过程中，高校的技术工程、基础研究实验室，就建在医院院区里，甚至是在同一栋楼里。临床医生与实验室研究人员有着紧密的接触与合作。而在我国，大部分高校离合作医院很远，学校和医院的人员无法长时间在一起工作，造成了跨界人才培养存在着很大的挑战。此外在交叉人才培养方案中，因为交叉学科的教师多数来自某一个学校较强的学科，所以出现知识体系严重往某一个方向倾斜，没有能够很好地培养出两边学科知识都掌握的跨界人才。

健康医疗专业性强，需要多年知识和经验积累，需要加大力度出台各种鼓励人工智能 + 医疗健康专业人才培养的政策，一是要加强人工智能 + 医疗健康基础教育。完善医疗健康和人工智能基础教育体系，创新人工智能培育模式，加强人才储备和梯队建设，加快人工智能人才培养步伐，形成多层次人才培养体系。二是要建设人工智能 + 医疗健康学科。完善人工智能领域学科布局，设立人工智能 + 医疗健康专业，推动相关一级学科建设。鼓励高校、医疗机构和研究机构拓宽医疗健康或人工智能教育内容，形成复合专业培养模式。加强产学研合作，鼓励企业和高校、医疗机构和研究机构合作开展人工智能 + 医疗健康学科建设。

另外，还应把高端人才队伍建设作为发展人工智能的核心目标。开辟专门渠道，实现高端人才精准引进，加快引进全球顶尖人才和青年人才，形成人工智能人才高地。培养高水平创新人才和团队。坚持培养和引进相结合，吸引和培养具有发展潜力的人工智能领军人才。鼓励和引导国内创新人才和团队，加强与全球顶尖机构合作互动。

8.5 法规伦理

人工智能＋医疗健康的快速发展将给医疗健康行业带来巨大变革，同时也面临着法律和伦理的挑战。法律规制需要保护技术创新，技术的创新发展也需要遵守法律的价值底线。2017年7月，国务院发布的《新一代人工智能发展规划》指出，到2025年，国家要初步建立人工智能法律法规、伦理规范和政策体系，形成人工智能安全评估和管控能力。到2030年，建成更加完善的人工智能法律法规、伦理规范和政策体系。这对于人工智能＋医疗健康领域来说，意义深远。随着人工智能技术的成熟和大范围应用的展开，这些新兴技术可能会给人们带来安全、隐私和伦理等方面的挑战。通过对人工智能相关法律、伦理和社会问题的深入探讨，为智能社会划出法律和伦理道德的边界，让人工智能服务人类社会。这也是世界范围内的一项共识。面对高阶人工智能，既要通过法律和政策予以规范，也要用文明和伦理赋予其更多开放的弹性。

随着人工智能 + 医疗健康相关法律、伦理和社会问题研究的不断深入，保障人工智能 + 医疗健康有序发展的法律法规和伦理道德框架将初步建立。通过开展与人工智能 + 医疗健康应用相关的民事与刑事责任确认、隐私和产权保护、信息安全利用等法律问题研究，建立追溯和问责制度，明确人工智能 + 医疗健康法律主体以及相关权利、义务和责任等。未来将重点围绕手术机器人、医疗影像辅助诊断等应用基础较好的细分领域，加快研究制定相关安全管理法规，为新技术的快速应用奠定法律基础。通过积极参与人工智能 + 医疗健康全球治理，加强机器人异化和安全监管等人工智能 + 医疗健康重大国际共性问题研究，深化在人工智能 + 医疗健康伦理规范、国际规则等方面的国际合作，共同应对全球性挑战。